[經典]
HUMANITY
[人文]

# 來醫生館聽故事

簡守信——著

【推薦序】

# 優游在醫療與人文之海

佛教慈濟功德會創辦人　**釋證嚴**

醫療和人文，是兩座難以跨越的大山，簡院長不僅輕鬆跨越了，且在這兩座大山間，優游自在，無入而不自得。他講述的醫療知識，因為有著深厚的人文底蘊，經過媒體播放，讓冰冷的「白色巨塔」，透出一分溫柔的光。

簡院長主持的《大愛醫生館》從二〇〇一年八月開播以來，已經超逾四千集了，一年三百六十五天，天天播出十分鐘，且有許多忠實觀眾固定在收看。這是怎樣的一份決心和毅力啊！他的收視率甚至勝過師父的《人間菩提》，可見他的攝受力很強、吸引力很高。有此弟子，為師也是與有榮焉。

因為他有方法能善盡「三好」。第一，他善用巧妙醫術，用這一雙好手來救病療傷。凡是燒燙傷、顏面骨折、手部外傷等等，被他救回來恢復功能的病患真是不計其數。其次，他很會善用時間。他這麼忙碌，為什麼精力還可以如此充沛？既要管理醫院，看門診，還要走入開刀房教學、臨床，甚至帶動同仁、醫師去務農種稻、割稻，或者幫照顧戶打掃。院內若有慶祝活動，他也會親自下廚做羹湯。不時還要出國賑災義診。善用時間，做到分秒不空過，師父真是自嘆弗如。

第三，「口說好話」。他可以很巧妙地將任何一張圖變成人體，從每一個表情去分析人的身、心、靈狀態。他的節目涵蓋文學、物理學、心理學，包括宇宙萬物的大小事，如同世界的縮影一樣。他不只深入醫海，且涵泳在遼闊的學海中，發揮口說好話，去安撫病患的身心。

每隔幾年，他會利用休假時間向師父告假出國，到紐約或者巴黎、希臘的美術館去蒐集資料，從一幀幀世界名畫的臉相特徵去分析病理，作歷史溯源，將人的身、心、靈與醫療作連結；畫中有話，畫中也有法，妙語如珠，將深奧的醫學、健康道理作出分析，讓人人易於接受，知道如何預防保健。

他「守志不動」，人醫需要挑起人文的大樑，他用「捨我其誰」的肩膀，全力承擔起來。他的收視群不只在臺灣，已經遍及全球的華人世界；在國外語言不通，有病該當如何？先看《大愛醫生館》。

他很辛苦地準備題材，婉拒酬勞，樂意用志工身分去付出。有位越南來的官小弟弟，經過他專心照顧治療回去之後，他自費自假飛到越南去探望，關心他出院後的適應情況。這種愛，是名副其實的大醫王，也是人間菩薩。

在忙碌的臨床、行政、社區與人群關懷事務間奔走，他仍常年親身主持帶狀醫療節目，用心準備每一集的內容，力求帶給觀眾耳目一新的呈現。記得節目播出五百集時，他似乎有些倦勤，我回說：「還是要再繼續。」他再無二話，全力承擔起來至今不曾稍懈，真是師父的好弟子。今日，從四千多集的《大愛醫生館》擇其精華，分別篇章出版，樂見其成，是為之序。

【推薦序】

# 快刀慢析　理重情長

慈濟大學校長　**王本榮**

臺中慈濟醫院簡守信院長是整形外科的名醫，也是大愛電視臺《大愛醫生館》的館主。以往的簡院長刀法細密、思維周密、行事慎密、有化繁為簡的本事、有破涕為笑的幽默、是名符其實的「笑裡藏刀」。而現在簡院長在慈濟精神的薰陶下，更變身為「五簡大夫」。進行醫療開刀時稱為「簡刀」；參與慈善賑災時稱為「簡愛」；勵行節能騎單車時稱為「簡單」；在感恩戶家中打掃時稱為「簡潔」；上電視傳播健康資訊稱為「簡訊」。「最簡單的事，也有最深刻的法」，其實也是簡院長最簡單，也是最深刻的寫照。

臺大醫學院吳寬墩教授在其著作《永遠的二號館——重現臺灣醫界的人文精神》一書，推介「緩效知識」（slow knowledge）。由生活、人文和藝術的體驗來進行深層心智的洗滌和淬煉，對於面對排山倒海而來的醫學知識與日新月異的醫療科技之醫療人員，有助於提升人文素養，豐富生命內涵。而簡院長的《大愛醫生館》更透過電視無遠弗屆，穿牆入家的功能，完美結合理性邏輯、博瀚精深的「醫學知識」與感性入心，源遠流長的「緩效知識」，以旁徵博引，深入淺出的剖析解說，成了最長壽、最叫座的教科文節目。簡院長也實至名歸地榮獲金鐘獎最佳主持人獎肯定。

相對於其他自然科學是以客體為對象，醫學是研究人類自身的學問，而生命現象的認識過程是循序而進，由整體至部分，由宏觀至微觀，由個體至群體，由現象至本質。大體解剖學對於醫學生而言，正是窺探、進入醫學堂奧的第一步。義大利醫師與解剖學家維薩里斯（Andreas Vesalius），組裝了人類歷史上的第一個人體骨骼標本，並於一五四三年完成了《人體構造》一書，展現當時最精細的解剖技術、觀察記錄，為醫學科學的發展奠下堅實的基礎。而天賜奇才的達文西更早於一四八七年就開始進行解剖學的研究，並親自解剖三十多具人體，繪製了二百多幅局部解剖圖，將科學與藝術融合，間接促進人體解剖學的發展。而〈最後的晚餐〉用遠近法將深度空間表現得淋漓盡致。〈蒙娜麗莎的微笑〉，將自己對人物的審美理想傾注其中，他的作品讓西方繪畫進入文藝復興的鼎盛時期。而林布蘭是一位洞察生命底蘊，能透過人生經驗，具體將對真理的渴望與追求呈現出來的藝術家，他在一六三二年的作品〈杜普教授的解剖課〉更獲得極高的評價。簡院長不但介紹他們，也如同他們一樣，用藝術走入生命。

外科是解剖學的延伸，簡院長在本書中提到外科的血汗與滄桑。「內科」其實是從體外看的「外科」，「外科」才是深入體內的「內科」。外科醫師與時間賽跑，與生命拔河，常是「來不及」，不像內科可以是「急不來」的慢郎中。開膛剖腹、開心穿腦、移植器官、置換關節，微創手術，甚至對於痕跡器官（Vestigal organ）的問道於「盲腸」，都充滿了風險。高品質的重症醫療成本高昂，但給付偏低，加上訓練長、技術高、勞力重、自由少、風險大、責任重、賠償多，醫學畢業生很理性的「避重就輕」。臺灣重症醫療體質崩壞，人才斷層，自身淪為「重症」，外科系更是「見外」，已不是危言聳聽，需要大家共同面對。

人以本身身體小宇宙的感覺接受器攝受的訊息，只是形成人類「自以為是」的宇宙，絕非幻化無常的「宇宙實相」。譬如人類視網膜的桿狀細胞與錐狀細胞是光的直接感受器，其能感知的只是波長四〇〇至七二〇mm的可見光，對於不在此波長範圍的電磁波則視而不見，不如昆蟲具有看到紫外線的能力。而人類聽覺的可聞頻率介於二〇至二萬Hz範圍，非在此範圍則聽而不聞。海豚與蝙蝠可聽到十五萬Hz的程度，牠們聽覺所接受的宇宙訊息遠非我們所能想像，所能感知的宇宙也必然與我們不同。所以佛陀說：「若以色見我，以音聲求我，是人行邪道，不能見如來」。

「印象主義」畫派為現代藝術帶來了光與色的革命，而以罹患白內障的莫內為代表的「浪漫的印象主義」注重感覺，帶來強烈的主觀色彩。而貝多芬是推動音樂由古典主義朝向浪漫主義過渡的決定人物。從三十歲時罹患「進行性神經性聽障」的貝多芬，從一八〇四至一八一五年完全失聰的情況下，完成了第四至八號交響曲的不朽傑作。這時期作品是從古典樣式銳變為表達內在感情，有著強烈浪漫主義色彩，也創造了他登峰造極的黃金時代。這二個故事不但勵志，也契合《楞嚴經》的六塵圓通。我們常在見色聞聲之時，處處執著。其實根塵結合當下，緣起性空，心淨自然能明心見性。體悟六塵畢竟「唯心所現」，都是隱密圓滿之性顯發的妙境。離塵而知，逆流而上，當聽覺、視覺之窗被關上，從心靈開啟了另一道門。

由「整人無數」的整形名醫，到「信人有愛」的大愛館主，簡院長彙編了他在「大愛醫生館」延伸，發表在各報章雜誌的文章，集結成書。相信這本超越時空，融貫情理的《來醫生館聽故事》，非常值得品味與典藏。是為之薦，也為之序。

【自序】

# 輕鬆地閱讀健康

醫師的臨床生涯裡，總是不斷在與不同的生命故事交會著。診間病人進進出出，有人問題得到了解決，寬心離開；有人則需要更多心理建設，好繼續往後的治療之路。

面對每一個獨一無二的病人與心情，醫師努力讓他們在轉身前能心開意解，至少，多幾分踏實與心安。醫師的日常，平凡而又不尋常。

那是二十多年前的一個門診日，診間傳來叩門聲響，少婦牽著一對幼兒走了進來。看到這位曾經熟悉的「戰友」，我們彼此交換了親切的笑容。

「今天怎麼會來?最近還好嗎?」我瀏覽了掛號名單,並沒有看到她和先生的名字。

一年多前,她三十多歲的先生來找我時,臉頰已被口腔癌吃穿,病程來到了末期。完成腫瘤切除和皮瓣移植手術後,又經歷多次感染和重建,每一次,無不是一群醫護人員圍繞著一個病人,殫精竭慮搶救拉拔,終於守護到他平安出院。

記憶深刻的,不只是每次動輒十小時以上的手術,和辛苦的照顧過程,更是守在他病榻旁的妻兒身影。年輕的妻子一手牽著稚齡長子,一手抱著襁褓中的新生兒,面對家中經濟和精神支柱倒下,憂愁與冀盼,都鎖在眉間。

一個病人的健康,牽動著整個家庭的未來,不論情況有多困難,只要還有機會,醫療團隊都不輕言放棄。當病人康復,回到診間輕聲言謝,總能讓醫師忘卻辛苦,再大的壓力都煙消雲散。

「先生已經往生了，今天我是特地來向你道謝的，謝謝簡醫師的照顧，讓你們大家這麼辛苦……」少婦眼眶泛紅，語氣卑微而誠懇，帶給我巨大的錯愕與不捨。

病人諱疾忌醫，延誤治療時機，醫療團隊依然盡全力救治，撐起一線希望。但儘管醫術再精湛、手術再成功，也不過是延長了一年多的壽命，沒能為這個家延續更多的幸福和笑語。

唯一欣慰的是，先生最後的人生路雖然坎坷，但溫暖的醫病互動，卻讓他們在困頓中感受到力量，因此她無論如何要來表達一分感恩。

看著少婦與孩子離開診間的背影，多年來，成為我心頭永遠無法忘懷的提醒。

身為外科醫師，透過精進的手術解除病人的痛苦，是本分；若能透過醫學研究找出疾病治癒之鑰，則能造福更多未來的病人。然而，醫師除了被動治療病人，能不能走在疾病之前，讓遺憾不再發生？能不能透過殷勤的述說與教育，讓更多人知道這些生命故事，而能為自己的健康做把關？

種種因緣際會和心願共振，二〇〇一年起，帶狀醫療衛教節目《大愛醫生館》在大愛電視臺開播。耕耘十餘年至今，豐碩的成果背後，有著毅力、心血與汗水的灌溉。

對忙碌的現代臨床醫師而言，這些短時間內不易見效的付出，著實耗神費力，停播的念頭不是沒有過。然而病人家屬等待希望的身影，和觀眾們對正確醫療知識的渴望，一路支持著我堅定向前，莫問過程是孤獨，還是幸福。

製播電視節目之餘，積極參與平面媒體、社區演講及多元媒介的互動連結，都是為了提高醫學知識的可近性，讓衛教的影響力加成。這本書集結了我過去曾發表於平面媒體的醫療札記，有行醫歷程的感懷，有常見的醫療迷思與正解，也有在診間、開刀房所得見聞與啟示。

有別於一般衛教的平鋪直敘，這些文章大量引用了藝術、歷史、文學典故，和真實的案例故事，一路從拿破崙之死，探討消化道病症；從蒙娜麗莎的微笑，解讀高血脂的訊號；從貝多芬的失聰，認識耳朵構造和耳疾；從曹操的頭風症狀，推敲他是腦部創傷的後遺症……

那些看似與醫學八竿子打不著的鋪陳，為的是引發讀者興趣，進而帶領大家與背後的醫學知識接軌，而能夠「輕鬆地閱讀健康」；以Entertainment（娛樂）為手段，傳遞Education（教育）的目的，激發出Edutainment（寓教於樂）的火花。

於是，專業知識不再生冷、遙遠，而容易被記憶、被聯想、被傳述，成為生活的一部分。

若你能從這些節目與文章裡，感受到這分來自於醫療的關懷，以及對於當今社會的責任與承擔，那就離我們的初發心不遠了。

# 目錄



## 刀鋒藏情

## 談古說醫

## 優游醫藝

## 醫療探祕

## 永誌初心

# 刀鋒

# 藏情

# 刀鋒常帶感情——
# 一位外科醫師寫給醫學系新鮮人的一封信

就在提筆寫這封信前不久，大學指考放榜了，考進醫學系的喜悅，想必是多年苦讀的你最風光的時刻。「春風得意馬蹄疾，一日看盡長安花」，歡喜中有著汗水與淚水交織而成的寒窗印記，更有著未來投入人群拔除病痛的使命與期許。只是近來醫療環境似乎是山雨欲來風滿樓，要隨著這股熱帶氣旋御風而行、隨風而上，恐怕不是件容易的事，折翼之鳥的憂慮反倒可能縈繞在你的心頭。

可是有必要這麼悲觀嗎？

我想和你分享的兩個觀念，這要從一位病人的照顧和一堂無語良師的課說起。

外科加護病房的時針指著凌晨兩點三十分，呼吸器及生理監視器低沉單調的背景聲中夾雜著病人不安的呻吟。護理人員發現病人腹部的敷料又滲溼了，而傷口的滲出物中竟夾雜著血跡。值班的外科住院醫師，也就緊急地被呼叫來到病榻。這位年輕的外科醫師仔細地清洗了傷口也找到了出血點，做了妥善的處理後正想走回值班室，把握那僅剩不到二個小時可以休息的時刻。就在這個時候，他看到在加護病房的另一個角落有個熟悉的身影，那是他的老師正守在前一晚剛接受完移植手術的病人身旁，由於病人一開始的狀況不太穩定，他就在病床旁拉把椅子坐下來，緊盯著生理監視器和尿管、引流管，注意有沒有什麼異狀，並且隨時提醒護理人員該做什麼處置。隨著病人的生理徵象漸趨穩定，他疲憊的身軀也才漸漸在病人規則的心跳聲中，坐在椅子上沉沉地睡去。年輕外科住院醫師看到的不只是之前在病房巡診或手術檯上指揮若定、號令三軍的統帥；更是一位有血有淚、深情款款的男子漢。在病人最需要的時刻，他給了他的肩膀。

說到移植手術，肝臟移植手術之所以能順利在我們的醫院進行，除了國內外的培訓觀摩和動物實驗之外，在大體老師身上進行的模擬手術，更讓外科醫師心領神會。開刀細節在大體老師以身示教的同時，肌肉紋理更轉化為生命紋理，神經血管也化身為無語良師的深刻叮嚀：「寧可你們在我身上劃錯千刀萬刀，也不可以在病人身上錯劃一刀」。經過這樣的洗禮，外科醫師不會只是武功高強的小李飛刀，也不會是拔劍四顧心茫茫，不知道醫療方向依止的專業人員，而會成為「刀鋒常帶感情」有血有肉的漢子。

參與模擬手術教學的不只是已經往生的大體老師，主刀的醫師及學生在課程前會拜訪大體老師的家人。當家屬椎心的追憶起老師生前的點點滴滴和這段時間天人永隔的思念，這個技術成長的課程有了生命的氛圍，生命當然也就不再只是公共衛生統計學上的冰冷數字。

一位大體老師的女兒提到她最珍貴的回憶是父親在散步中對她的叮嚀。那時候，爸爸知道她工作上有些瓶頸和挫折，特別提醒她：「做該做的事，而不是想做的事」，而那次的散步是在爸爸動脈瘤破裂突然往生的前一天晚上。

透過家訪，透過大體老師的家人，醫師學生們沒辦法親耳聽到的叮嚀卻在轉瞬間成為未來行醫地圖的心靈導航。醫療加上人文，正確地說應該是醫療回歸人文，是如此地動人。走過專業迷思迎向醫療的文藝復興，不正是熱血青年的你所希望的嗎？

所以只要刀鋒常帶感情，做你該做的事而不是你想做的事，你，沒有必要那麼悲觀吧！

# 醫院風雲——心臟外科篇

就像車站不只是代表著旅行，更代表著離情依依和引頸冀盼的重逢；醫院裡手術室的大門也不只是現代醫療殿堂的化身，更是擔憂、眼淚、祈禱和期盼的投射。

一位青少年走了一圈這樣的門裡門外，在那開刀房玻璃門的一開一關間，不但改變了他的一生，更將他原來那顆叛逆的心重新校正，再次與媽媽的心同步。

急診室送來一位臉色蒼白、心跳加速的飆車春風少年郎。重型機車在高速下打滑撞上了電線桿，人也跟著像倒栽蔥一樣，高高重重地跌落在路邊。急診醫師仔細檢查病人，竟然意外地十分正常。只是心跳為什麼那麼快？為什麼冷汗直冒。急診的醫師在看到他的胸部X光時，驚呼：「心臟附近主動脈的線條不對！趕快聯絡心臟外科醫師進行緊急手術！趕快安排胸腔心臟血管的電腦斷層攝影！」在主動脈斷裂且瀕臨破裂潰堤大出血的診斷下，急診室的氣氛顯得更加焦躁不安。這時候病人的媽媽也趕到醫院，心急地呼喊著孩子的名字，心疼著摸著孩子看看有哪裡受傷。媽媽六神無主的眼神和淚珠兒不斷從眼眶湧出的畫面，讓看見這一幕幕場景的少年郎，臉部冷酷緊繃的線條逐漸融化。

在開刀房，燈光本來就比較亮，而在那門的一開一關間，頂光加上反射光，或者正確地說是病人面臨生死時，心靈的反省光，他看見了父親的白髮和扛著生活重擔的駝背，他看見了媽媽多年來憂心所造成深刻皺紋。

只是現在才警覺到這樣容顏的改變會不會太遲？開刀房的門裡門外，同步用淚水標示出親情的感應。在心臟外科醫師整修心臟的同時，一個家庭的裂痕似乎也同步做了修補。

人工心肺機，是開心手術時不可或缺的救心儀器。有這樣的一位「奶媽」，心臟外科醫師才可以把握那心臟停止跳動的時刻，一舉修補心臟內部的缺損，讓修整的好心臟幫浦可以持續地發動生命潮汐。

時間往前推移到一九五〇年代，在人工心肺機還沒有問世，開心手術也還在萌芽起步的黑暗期，美國開心手術的拓荒者正在為一對父女進行手術，他們利用人工血管將小女孩的血管接到父親的手部大血管，再將爸爸另一邊手部的動脈接到女兒的動脈，透過這樣的心血相連，爸爸成了女兒的人工心肺機。只是風險頗大，以悲劇作收的情形較多。還好幾年後人工心肺機已經可以穩定地運作，也將醫療史上的開心手術黑暗期推向黎明。

走過開刀房門口，看見親情，更見證了醫療的滄海桑田。

# 剪不斷，理還亂，是盲腸

醫院每年會為新進住院醫師舉辦職前說明會，目的是讓這些醫界新手能很快地進入狀況。幾天下來對健保制度、醫療環境、醫病溝通、病歷書寫等等會有些初步了解。更希望讓這份熱情耗損率頗高的行業能以溫馨叮嚀當作開場。

住院醫師的辛苦不是因為與一群菁英相互競爭所產生的壓力，而是在照顧病情變化多端的病人時所衍生的體力與心理負荷。

話說多年前我剛進外科當第一年住院醫師時，白天一方面得用心執行總醫師及主治醫師交代的各種事情。有住院新病人時，除了要打破砂鍋問到底的釐清病程的來龍去脈，更要上窮碧落下黃泉地找資料來了解致病機轉、擬定治療方針，更重要的是這樣才不會在隔天的晨會上被「電」到顏面無光，懷疑自己是不是智商有問題，一下子失去生命的意義。

輪到值班時，常常會碰到急診刀，在寒冷的深夜從溫暖的值班室穿過下著小雨的庭園，走在那沒有什麼人的長廊時，孤獨的身影讓心中隱約浮現「梧桐更兼細雨，到黃昏、點點滴滴。這次第，怎一個、愁字了得。」有點不為人知的辛苦，但是待會兒要從哪裡劃刀、附近有什麼血管神經、使用什麼樣的器械、怎麼把病灶和手術視野弄清楚等等，卻鮮明地在腦海反覆演練。

在進行闌尾切除術，也就是俗稱的盲腸炎手術時，最希望看到的景象就是在劃開腹膜時，發炎腫脹的闌尾竟然自動浮現。這時只要把血管綁掉，闌尾截斷，再把斷端包埋起來就可以縫合傷口。疲憊感在好好完成一檯手術之後，似乎也消失一空；推病人到恢復室的腳步也跟著輕盈起來。

只是往往事與願違，發炎的闌尾有時芳蹤難尋，僅靠兩支長無齒鑷子在茫茫腸海中尋找，不是件那麼容易的事。這時汗流浹背、心跳加速，隱約間，心頭又浮現宋詞〈相見歡〉「無言獨上西樓……」的詞句。只是可以稍微修正為：無言獨上「開刀房」，月如鉤。寂寞梧桐深院鎖清秋。剪不斷，理還亂，是「盲腸」。別是一番滋味，在心頭。

等到終於在後腹腔尋獲芳蹤時，那份歡喜更讓「驀然回首，那『腸』卻在燈火闌珊處」的澈悟浮上心頭。

醫院中看到的是這樣的心血與汗水，但是請別叫我們是「血汗醫院」。外科醫師泰山崩於前而色不變的定力，也就在這樣的層層考驗中逐漸到位。往後如果碰到同樣狀況，當然就不會剪不斷，理還亂了。

# 在屠宰場遇見心臟外科醫師

臺灣醫界就像解嚴後的政界一樣，提起誰是臺灣第一人、誰是第一個與世界同步的、是誰劃下那第一刀等等，多半會爭得面紅耳赤。但是在外科界提起當初篳路藍縷、草創臺灣心臟外科領域的，多半都會恭敬地提到洪啟仁教授。

話說當年我們這些外科新兵對當時的外科主任洪教授的印象，可能也和一般人一樣，就是高大英挺，英文說得通暢流利，意見表達精闢入裡，而刀法更是行雲流水。手術中拿起剪刀或撐或剪，如入無人之境。套用蘇東坡的話，洪教授的刀法是「初無定形，行之於所當行，而止於所不可不止」。翻譯成外科行話就是，洪教授的手術刀尖上似乎裝有衛星導航器，遇到血管、神經就會自動避開，因此能有條不紊、按部就班、氣定神閒地完成手術。

不要說是開心這麼複雜的手術，就只是開心前鋸開胸骨這個還算單純的序曲，在我們的手裡則景況大不同，雖不至於血流成河，但離乾淨俐落則有一大段距離。不過幾年下來，每個住院醫師也都能脫胎換骨、笑傲江湖。這樣的改變並非一夜之間，但確實發生了！

外科前輩們訓練住院醫師的精髓到底在哪裡？依我多年的領悟，重點在「內力修為」的精進。一般人的觀念是刀要開得好，多開就好。殊不知，更重要的是念書，舉凡各類專業鉅作、最新文獻和老師們多年行走江湖的心得，都在外科晨會中激盪住院醫師的心智。如此這般，一刀下去自有乾坤，一個決定的背後也有著前輩多年心血做為後盾。這就像，外家功夫再好，少了綿厚的內力終究只是花拳繡腿。

這份內力修為的提升除了要跟緊醫療進步的脈動外，還需要回首當年，尤其是回首當年蕭瑟的過往。洪教授就常跟年輕的住院醫師提起，當年要開始開心手術，除了需要到國外受訓吸取經驗外，還要先做動物實驗。以豬做為開刀對象時，還需要輸血。可是，新鮮沒凝固的豬血要從哪裡來？

清晨三、四點鐘的屠宰場就出現了年輕的洪教授身影。在刀光血影中，在後現代時空錯置的背景中，看到了迎向希望的艱辛。晚上值班時要睡在醫院照顧病人；沒值班時要睡在動物實驗室，幫動完手術的豬打針量血壓。這樣的辛苦在看到罹患心臟病、喘得沒有明天的病患可以安然度過在當年可算是九死一生的開心手術時，一切似乎都有了答案。
回首中感受的不只是歷史的餘溫，更讀出航向醫療未來的動力。

# 病房大閱兵——床邊教學

醫學教育中相當重要的一環就是：醫學生真正進入醫院見習後，能在資深醫師的帶領下，走到病床邊實際印證醫學經典上記錄的種種。透過這樣實際的了解，艱澀難懂的理論便化為活生生的病例，學起來自然事半而功倍。

由於臨床見習是如此地重要，因此也衍生出若干的繁文縟節。

某些教授或主任迴診時，整個病房如臨大敵，不只學生、住院醫師、主治醫師均需全員到齊，病歷及各種資料均背誦得滾瓜爛熟。一場幾個小時的迴診下來，弄得全員人仰馬翻、筋疲力竭。

如果只是肉體的折磨那也還可忍受，更可怕的是在眾人面前被「電」得啞口無言，恨不得有地洞可鑽才是酷刑之首。如果說是因為事前沒有花時間準備因而慘遭電擊，那也是罪有應得；但對於某些教授而言，豈可因你數日的苦讀而放棄權威的展現，當然照「電」不誤。更令年輕醫師難堪的是：教授「愛的叮嚀」是在所有人面前（包括病人及家屬）大力放送的，迴診後要如何面對病人，也成了年輕醫師必須學習成長的課題。

小醫師在成長過程中，栽在床邊教學，相信是許多人共有的夢魘。當然也不能因此說荒漠中就沒有甘泉，教授中就沒有循循善誘、苦口婆心、以身作則的人。許多的教學典範不但讓學生可以見識到淵博的學識，而那種親切的態度與人文的豐富素養更有讓人興起「噫，微斯人，吾誰與歸」

的孺慕之情。

在床邊教學中，另一個難堪的角色就是病人。一方面需忍受許多陌生人的敲敲打打理學檢查一番，二方面則又彷彿置身異國。周圍的人所說的話，明明是臺灣話怎麼就好像鴨子聽雷，有聽沒有懂；是如此地關係到自己，可是怎麼卻聽也聽不出個所以然；勉強猜測的結果，更可能南轅北轍；想要請問一下病情，卻因為討論是如此熱烈而不知從何問起。

其實，隨著科技的進步，臨床教學可以藉著數位影像，在討論室就病情上的各種徵兆好好追根究柢一番。在病榻旁時，老師可以多花一些時間與病人及其家屬互動，讓良好的溝通成為醫學生學習的典範，也讓醫學生及早養成尊重病人的態度，為其日後在詭譎多變的醫療環境中打下深厚的底子。

臨床教學回歸到討論室的結果，不但是每個人的腳都不再痠了；被「電」的人也比較沒有尊嚴上的問題；更重要的是讓病人上大型教學醫院時，不會再有既期待、又怕受傷害的感覺。「尊重病人、視病猶親」不再只是口號，而是臨床與教學的真實典範。

## 另類解嚴——知情同意

也許有人認為醫病關係緊張、健保給付緊縮和如影隨形的各種評鑑是臺灣醫院面臨的最大困境。其實比這些更嚴重的，是醫療複雜度的與日俱增。那種「一招半式即可闖遍江湖」、「一夫當關、萬病莫敵」的時代早已隨風而逝。公元二千年，以色列科學家觀察加護病房的病人，發現一天二十四小時裡，病人所接受的處置，從餵食、點滴到急救等等，竟然高達一百七十八種。而在這麼多的處置中，很少是絕無風險的，所以如何在系統上營造一個安全的就醫環境，是現代醫院無可避免的責任。

醫師開的藥物，如果病人之前對某種藥品有過敏紀錄，電腦就會拒絕醫師開立。醫師開的劑量如果過量，電腦還會討價還價。處方中如果有些藥物會起交互反應，電腦就立刻跳出警示；如果這種交互反應不是太強，醫師仍執意要開，過一陣子，藥師在調劑藥物時，又會打電話給醫師來關切一番。病房迴診，醫師如果沒有洗手，護理人員會拿著消毒藥水，請醫師當場做乾式消毒。凡此種種都是透過系統，透過醫療團隊的彼此提醒，讓疏失不致於發生。

可是您有沒有覺得怪怪的，這個團隊好像少了一個主角——病人！

這讓我想起多年前由羅賓威廉斯主演的一部電影《心靈點滴》（*Patch Adams*）。劇中人派區．亞當斯醫師還是醫學生時，最嚮往的臨床工作就是跟著大教授迴診。有一次，他們到一位罹患糖尿病多年，已經產生出多種併發症的女性病患的病床邊，他看到大教授沒打聲招呼就掀開床單，頭頭是道地分析起這位病人糖尿病足的發病機轉，順便也「電」得所有的住院醫師和實習醫師啞口無言，好不威風。在結束迴診前，大教授意氣風發地問大家還有沒有什麼問題？這時只見年輕的亞當斯舉手怯生生地問：「請問教授，病人叫什麼名字？」結局如何？相信您也可以猜得到，就是亞當斯得到系主任那裡去報到、去悔過。

這種醫療父權沿襲著數千年來的社會制約現象，那就是所有的決定權都掌握在父親手上，做子女的當然只能聽命於偉大得像一座山的父親。醫師與病人的關係也有這種威權互動。有關於醫療的決定與執行完全由醫師主導。大家普遍認為，只要動機純正，對病人有利就可以去做，不必考慮病人是否同意。

這種威權式的作風，隨著近年來民主社會的發展和公民意識的提升，自然會受到無情的挑戰。醫界在面臨醫病關係緊張、醫療訴訟此起彼落的衝擊下，自然也愈來愈重視醫療人權這個新興議題。「知情同意」也應運而生。在重大的醫療決策上，病人被告知，完全了解後的自願遵從及應允，一方面保障了病人「知」與「決定」的權利，一方面似乎病人也共同分擔了醫療決策的責任與風險。

「知情同意」既然有這麼大的功效，又有點法律文件的規格，自然得留下所有的證據，證明這是經過充分溝通說明之後所締造的「醫病共識」。隨之而來的當然就是病人得在做檢查和手術前簽署一份又一份的文件。這些文件的共同點是文字密密麻麻又不怎麼好懂，除了這些惱人的文字外，也會不時出現一些帶著小數點的數字。病人在看得「霧煞煞」又有時間壓力之下，多會選擇略過仔細閱讀、趕緊簽名一途。只是這種徒具形式不見初衷的「同意」，又怎麼能說是病人真已「知情」！

這種一般人看來就不太友善的文件，對阿公阿嬤級的病人而言更是天書一本。如何真正能讓病患了解為什麼要做這個檢查或手術、過程如何、有沒有其他選項、可能的風險以及要怎麼自我照顧，顯然光靠文字是不夠的。多媒體、動畫和影片再加上醫師親切的說明，可以讓冰冷的「知情同意」變成病人實際可以讀得懂的叮嚀。

慈濟醫療體系已經將五十多種術式及侵襲性檢查化成多媒體動畫。病患及家屬看過之後的反應不是一般人以為的「因為看到手術過程後會心生恐懼」；而是在了解過程以及開刀房和恢復室的設置後，比較不會胡思亂想，術前心情反倒較為篤定。

在淺顯易懂、圖文並茂的說明下，讓醫療團隊和病患及家屬一起釐清「為誰而戰」、「為何而戰」。這種「但寫真情與實境」的說明，相信也會漸漸轉換成為串起醫病之間的「針線情」。

# 吃飯配藥

如果現在醫院裡的內、外科主任還存有底下的幻想，那就應該請精神科的同事看看是不是罹患了妄想症。

大主任迴診，後面跟著一大群主治醫師、住院醫師和實習醫生（現已改稱「實習醫學生」）。如果要看跨樓層的病人，當然只有尊貴偉大的主任能坐電梯，其他人則在目送主任進電梯後，就得三步併兩步地跑到下個病房區，在電梯門打開前的一瞬間氣喘喘地就定位，再畢恭畢敬地站在電梯兩旁，等著英明的主任繼續引領大家。整個迴診下來，真可以說是「仰之彌高，鑽之彌堅，瞻之在前，忽焉在後」。

但，回到目前現實的狀況則是：科主任腳步沉重、踽踽獨行出現在病房；若要看別樓層的病人，則是主任三步併兩步地爬著樓梯，把擠不進擁擠電梯的原因昇華成「節能減碳愛大地」。

也許有些人會懷疑那種威權式的大迴診與現代醫療強調的證據醫學格格不入，本來就該走入歷史。但在記憶的長廊中卻浮現一個三十多年前，只參加過兩次，至今仍歷歷在目，且收穫豐碩的大迴診。

那是一個固定在每星期六早上的全病房大迴診，雖不會有大陣仗的病房騷動，但特別的是護理站的肅殺之氣，竟然提前到星期五晚上就已經開始。

實習醫師忙著將X光片描繪在病歷上。住院醫師除了要修改實習醫師的病歷外，還得把抗生素使用的起訖日，標示在病歷首頁，這樣藥物的使用效果就會和心跳、呼吸和體溫的曲線有了呼應；如果已經用了好幾天的抗生素，高燒依舊存在時，這種不和諧的對撞線條自然會提醒醫師：「有沒有根據最新的細菌培養報告來更改抗生素？」

忙完抗生素後，再趕緊看看手術紀錄，有沒有不慎把工筆寫實描繪成抽象寫意，把大腸畫成「我是一片雲」？

另外一個整理重點是：「病人吃幾顆藥？」如果大教授發現病人一次得吞下超過六顆藥時，病房刮起一陣風暴的可能性就會大增！

「消腫的『味素藥』為什麼要開給病人吃？開完下肢骨折的刀，病患腳會有點腫是自然現象，但只要腳抬高或者用彈性繃帶壓迫，腫脹情形會漸漸消除。再加上吃這麼多顆藥，病人胃口怎麼可能好？營養不好，病人的傷口又怎麼會很快癒合？」

大夥被「電」幾次之後，開立藥物自然也走簡樸風格，那種病人吃飯配藥的情形不復得見；奇怪的是，病人真的恢復得比較好！

這樣的大師，這樣的迴診，雖也不復得見，但著實令人懷念。

# 佛祖導航器

一九八八年，在啟業第三年的花蓮慈濟醫院……

半夜宿舍電話聲響起。

急診有個十多歲的小朋友，因為肚子絞痛被家人帶到我們醫院，按壓病人的右下腹部有明顯疼痛的狀況，抽血檢查發現白血球數目明顯偏高。在急性闌尾炎的診斷下，深夜就幫這個病人進行闌尾切除手術。

這檯刀還沒有開完，急診又通知有一個臉上多處深部撕裂傷的病人等著進開刀房縫合，忙完這兩檯急診刀時，東方已經泛白。這時原先應該是臺大醫院整形外科第二年主治醫師的我，似乎應該有些沮喪才對，怎麼還得像幾年前在當住院醫師一樣，半夜踩著有點疲憊的步伐由宿舍走向急診？

寒夜、月光、開刀房，交織成下列的場景：「無言獨上『開刀房』，月如鉤，寂寞梧桐，深怨鎖清秋。剪不斷，理還亂，是『盲腸』。別是一番滋味在心頭。」這個滋味不是沮喪，而是疲倦中帶一點豪情；寂寞中帶一點有為者亦若是的堅持。

三十年前的慈濟醫院外科只有四位主治醫師，沒有住院醫師，也沒有專科護理師，可是卻有著我在臺北看不到的純真和尊重。每天的外科晨會，聽到的都是許多困難的個案，因為大家的努力不必遠送他鄉而能得到妥善的照顧。那時的慈濟醫院逐漸也開始贏得一些口碑。「開腦醫院」、「開心醫院」、「斷手斷腳再接醫院」也成了慈濟醫院的代名詞。

提起開腦手術，現在的手術導航系統可以讓神經外科醫師深入腦子如入無人之境。一九八六年花蓮慈院剛啟業時，狀況大不相同。

那時，急診室送來一位摩托車車禍受傷的年輕女孩，剛受傷時，她的神智還非常清醒，可是經過幾個小時後，變得意識不清，而且一邊瞳孔也有放大的情形。在懷疑是硬腦膜上出血的緊急狀況下，立刻開腦把壓迫腦部的血塊清除，是能救回這個年輕女孩寶貴生命的唯一方法。

以往這樣的個案只能在蜿蜒的蘇花公路上，在清水斷崖邊，徒呼奈何！這時的慈濟醫院，給了這個即將逝去的年輕生命不一樣的希望。只是當時電腦斷層掃描儀還沒有安裝完成，血塊的位置會在哪裡？又要從哪裡下刀？主刀的神經外科醫師只好藉著頭皮傷口的位置以及臨床經驗下刀。

當鑽頭鑽過頭顱骨，而底下的積血如噴泉般湧出時，開刀房裡裡外外響起一片讚歎聲。主刀的神經外科醫師沒有一點得意，反倒說那彷彿是佛祖牽著他的手，讓他正確地找到血塊。所以在還沒有手術導航系統之前，慈濟醫院已經有了佛祖導航系統！

病患術後被送到外科加護病房照顧，除了注意傷口有沒有感染、有沒有發燒外，最重要的就是得時時觀察病人的神智狀況。術後的清醒並不代表外科醫師就可以高枕無憂。

果不其然，十幾個小時之後，病患又再度意識不清！緊急將病人送到開刀房之後，要從哪裡下刀又再次考驗了這位神經外科醫師。原來的出血點再度出血的可能性似乎不大，因為在那裡放了引流管，而引流出來的也只是少量的血水。神經外科醫師喃喃自語：「出血點應該在對側！」病患受傷時，那樣大的撞擊力也可能讓像豆腐般的腦子，剎那間位移，也在對側造成災禍。由於力量沒有那麼大，出血慢慢累積自然可能在受傷後將近一天才產生症狀。再次正確的決定，終於讓這場生死拔河雲開見月。

當時的小女孩現在已是擁有兩個小孩的少婦了，幸福美滿自是不在話下。

院慶在許多醫院可能早已成了歷史名詞或者只是放假的一個藉口。但是三十年前參加的慈濟醫院二週年院慶，徹底改變了我的想法。當時醫院寬敞挑高的大廳擠滿了來自全臺灣各地的志工師兄、師姊，從他們殷切期待，熱情關懷的眼神中，我們這些新進醫師確確實實地感受到這真是一所不一樣的醫院，「別的醫院老闆只有一個，我們醫院老闆上萬個。」

多年後，這還是一所不一樣的醫院，只是老闆變成了百萬個，照顧的也不只是花東鄉親，它成了全球許多病人最後的希望。

好久沒有坐北迴鐵路火車了，那裡有著我們共同的回憶。

轟隆隆的鐵軌聲，絕對不是美麗的錯誤。

我們都不是過客，我們是歸人。

# 開刀房裡的絞肉機

開刀絕不是請客吃飯，但開刀房卻可能氣氛浪漫。那是在進行關節鏡手術或腹腔鏡取卵時，暗暗的手術室內看不到刺眼的燈火，只有顯示器的繽紛色彩和陣陣輕柔的背景音樂，呢喃著夢的關節能否繼續銜接過去與未來、哈利是否會遇見莎莉的醫療淺吟低唱。但不過兩步之遙，山河變色！

一個十多歲的男孩，假日在幫忙準備水餃餡時，手捲進絞肉機。嚇呆的家人只能將絞肉機和男孩一起送急診。急診醫師並沒有花時間將卡在機器裡的手拉出來，因為那得在麻醉之後才有辦法進行。在打上點滴和注射完抗生素後，男孩就火速地被送到開刀房。麻醉完，難題才真正地開始。

工務人員帶著各式各樣的工具飛奔而來，要拆解已經滿困難，更困難的是要對捲在絞肉機裡的手視若無睹，然後火速地扒開皮開肉綻的手，將旁邊的螺絲卸下。在全手術房醫護同仁的注視下，年輕的工務人員雖然心跳加快又揮汗如雨，但卻也雙手穩定地在十多分鐘之內完成任務。

接手的整形外科醫師做了初步的評估後，不是馬上鋪上手術單、消毒然後接上斷指；而是在護理人員的幫忙下，用大量的生理食鹽水和開刀用的刷手液，再以外科醫師開刀前用來刷手的刷子，仔細用力地將男孩沾滿油漬和鮮血的手好好地刷洗一番。

這場耗時十分鐘、用掉超過十公升食鹽水的刷洗，絕對不是一個手術前的消毒儀式，而是重要性不亞於開刀本身的預防感染措施。絞肉機裡面可能躲藏了許多會造成嚴重感染的細菌。如果術後發生感染，即使用了再多再強的抗生素，都可能難以控制發炎，進而影響血流，讓好不容易搶救回來的手指面臨壞死的惡夢。

接著整形外科醫師在宛如斷垣殘壁的手指中尋尋覓覓！找到骨頭和肌腱的斷端後，就聽到高速馬達的旋轉聲，剎那間交叉的兩根鋼釘已經將手指的骨頭復位，也讓原來歪七扭八的手，拼湊出些許端倪。等到肌腱也整齊縫合後，手指的外觀似乎已經到位。但這只是序曲，更困難的顯微手術接著登場。外科醫師用精細的持針器揮動著比頭髮還細的縫線，在直徑不到一毫米的手指血管上，仔細地縫上六針。看到手指恢復血色，外科醫師嘴角緊繃的線條終於稍稍上揚。

縫完神經及皮膚之後，才驚覺這檯刀已經開了近十小時！而那男孩，現在還會幫家人包水餃，只是不太敢靠近絞肉機。

## 腦袋開天窗

或許是回應了家人的深情呼喚，或許是短路的神經線路又逐漸地恢復連線，才讓她的眼角又再度迴盪起情緒的淚水。在昏迷三個月後，也在醫療團隊的預料之外，這位年輕的病人終於張開眼睛，展開重獲新生的復健之路。

為什麼神經外科醫師不敢期望太多？一張張電腦斷層相片，帶我們走進她的腦子，看見她頭部受到劇烈撞擊後，大腦翻天覆地的改變。

那是一個尋常寧靜的夜晚。這時緊急救護網的呼叫系統傳來救護人員在車禍現場的通報：「一位二十出頭的女性患者被發現神智不清地倒在路邊，身上雖然沒有明顯的外傷，但是她所騎的摩托車已經被撞得不成形。她的血壓是一〇〇／六〇，心跳每分鐘七十下，還有她一邊的瞳孔好像有變大的情形。我們已經幫她放上頸椎保護架，大概五分鐘之後會到你們醫院。」

急診的醫師趕緊聯絡神經外科醫師和通知電腦斷層檢查的技術人員要插隊做頭部檢查。一張張電腦斷層的影像也在病人送到急診室的幾分鐘之內，證實了病患有顱內出血、大腦腫脹和腦幹壓迫的診斷。

由於狀況危急，病人火速地被推往手術室。十幾分鐘之內，神經外科醫師已經在她的左側頭皮畫下一個U字型的刀口。在下一個眼神交換之前，刷手護士已經準備好救命的高速骨鑽。幾秒鐘之內鑽頭下厚厚的左側顱骨已然灰飛煙滅，化為幾個直徑一公分的小洞。神經外科醫師再熟練地換上另一種鋸片，削骨如泥地在洞與洞之間游走，進而取下了一片大約手掌大小的顱骨。這一片開出來的頭腦天窗就讓神經外科醫師可以一探腦中究竟，用止血燒灼器將出血止住、再清除附近的血塊。

這一段時間的開刀房中，沒有半句對話，在屏氣凝神的氣氛和不時交會的眼神中，年輕女生的生命似乎又一點一滴地回到人間。

出血雖然止住了，但是周圍受到撞擊的腦組織卻更明顯地腫脹起來。神經外科醫師擔心腦壓會在術後更加飆高，除了給予降腦壓的藥物外，手術中為了移除血塊所鑿開的那一片天窗也適時地發揮了另類功能——紓壓，讓腫脹的腦有往頭顱骨頭外面膨脹的額外空間。

在頭皮縫合之後，腦壓監視器顯示出的數值也持續穩定時，這場生命拔河的第一回合雖然暫時結束，卻仍讓人放心不下。神經外科醫師的眉頭也依然深鎖。這場拔河未完待續，取下來的那一片頭骨又是芳蹤何處？且聽下回分解。

# 頭骨拼圖

因為車禍導致頭部嚴重受傷的年輕女孩，緊急手術後，腦壓在神經外科醫師預期中開始升高。豆腐般的質感是許多人對大腦的通俗印記，但是對接受完開腦手術不久的病人而言，大腦比較像是「麵龜」、或者是正在發酵的麵團；它腫脹的情形在已經拿掉一片頭骨的頭皮下面，是如此地「不安於室」、向外鼓起。還好，這麼大的一片頭蓋骨已經拿掉，要不然這樣的壓力，一定會殃及無辜，讓其他沒有受到傷害的腦細胞也受到牽連、跟著一起沉淪死亡。

在醫護人員的細心照顧之下，病人的腦壓終於穩定下來、大腦壞死的範圍沒有繼續擴大，傷口也逐漸癒合。只是病人除了對疼痛有些反應外，對外界的紛紛擾擾，仍無動於衷，昏迷不醒。這個時候的大腦就好像戰爭過後，不但是斷垣殘壁景象蕭瑟，基礎建設也大多停擺。停電停話的腦細胞當然也就無法對老邁雙親的聲聲呼喚有所回應。

還好皇天不負苦心人，腦細胞終於一步步地搭上線。雜訊雖然充斥，但是人間的訊號還是像暗夜中的星光，照見了回家的路。眼角的淚水也讓整日以淚洗面的親人，下沉的嘴角在幾個月之後，終於有了上揚的曲線。

隨著病情的進展，頭皮的傷口也發生驚天動地的改變。原來像麵龜般腫脹的腦組織已經完全消腫，但大氣壓力因為看大腦沒有骨頭做靠山，也來湊一腳施加壓力，所以頭殼外形竟然從丘陵變成峽谷，左邊腦袋就像被削掉了一大半，凹下一大片。這樣的外觀當然可以說是從鬼門關回來最明顯的記號，只是萬一跌倒或者天外來顆飛石，那後果就不堪設想。

畢竟，總不能要求病人二十四小時戴上安全帽吧！

解決的方法當然是把當初緊急手術時拿掉的骨頭再補回去。那麼頭骨何在？冰箱！是放到冷藏櫃還是冷凍櫃？

答案：以上皆非，是放在開刀房裡的骨骼銀行，而這家銀行的溫度是攝氏零下七十五度。經過這一段時間的冬眠，裡面的細胞雖然已經死亡，但是骨架依舊在。

神經外科醫師在重新打開頭皮的傷口後，經由薄薄的鋼片或者鋼絲的固定，這片「骨本」終於為這缺了一角的頭骨補上最後的一塊拼圖。旁邊健康的骨骼細胞則會逐漸地搬新家，為這片空無大地注入生機。

如果有人對醫院的安全系統有些疑慮，擔心這麼重要的「老本」遺失，那有沒有其他選擇？且待下回分解。

# 不擠兌、不收費的骨骼銀行

門診時，看見病人出乎意料地踏著輕盈的步伐走進診間，敍述著出院後這段時間的心情點滴，而原先還有點無力的左腳已近完全恢復；再一起從電腦中叫出幾個月前受傷時的腦部電腦斷層影像，當時出血和腦水腫是這麼樣翻天覆地；和病人以及家屬（這時已經更像是朋友）一起回憶起那段時間的煎熬，再互道感恩，感恩大家的努力，更感恩上天的垂憐。相信這是所有神經外科醫師記憶中最澎湃的幸福。

病人的爸爸是金融業者，對當時因為嚴重腦外傷、必須動手術鋸下的一大片頭蓋骨所存放的骨骼銀行很感興趣。他當然也很感恩女兒頭骨放在骨骼銀行的這段時間，醫院並沒有像金融業者一般，對承租保險櫃的客戶收取管理費用。

基於金融專業的考量，他向醫師提出良心的建議：在目前醫院經營如此困難的情況下，為了醫院的永續經營，是不是可以考慮按日收費，當然也可以考慮月租打折。

不過轉而一想，市場有沒有取代商品，也是必須要在收費前先排除。基金可以有地區性、創投性、高科技等等；就算頭蓋骨有軟殼、硬殼、十八K金、鈦合金等不同材質，可是再怎麼樣也沒有天然的好，所以剩下來的問題應該只是如何訂定合理費用而已。

爸爸正在高興終於可以用金融專業評估，實值回報醫院救命之恩的時候，曾經是護理人員的媽媽卻冷不防的潑來一盆冷水。媽媽回想起以前在病房，曾經幫一位神智不清、頭部外傷的女病人換尿管。

當時病患的右下腹有一團像小丘陵般硬邦邦的東西，她擔心是不是長了什麼腫瘤，還特別請教護理長。原來，那就是和她女兒一樣因為頭部外傷，不得不取下來的患者頭骨，因為當時沒有什麼骨骼銀行，所以醫師就在病人的下腹部切開了十來公分的傷口，再在皮下脂肪層開闢出一片海埔新生地。

由於腹部皮膚本來就比較鬆弛，所以即使放入頭骨，也不覺得太過擁擠。這片頭蓋骨就這樣隨身攜帶，一點也不用擔心失竊；等到病人神智恢復需要修補頭顱骨時，再從腹部原來的傷口開刀進去，取骨補骨一氣呵成。

媽媽提起這段往事之後，骨骼銀行收租金的提議似乎立刻胎死腹中。

神經外科醫師擔心爸爸挫折感太重，就緩頰道：「以前的方法，現在早已不用，因為多增加一個傷口，感染機會也會增加。萬一發生感染，那塊骨頭也不能使用。」

所以，收租金的想法是有創意。只是，女兒好起來最重要。其他，也就不用想太多了。

# 談古

# 說醫

# 打開外科滄桑史

有一則在醫院中流傳的笑話是這樣：

醫院中每個人的腳步都很匆忙，等電梯總會覺得是浪費時間，因此在電梯門要關起來的最後一秒鐘，總有人想要闖進來。

問題一：如果這個人是用手去打開電梯門，那他是哪一科醫師？

答案：不敢確定是哪一科醫師。確定的是，他一定不是外科醫師。

原因：手是外科醫師開刀的靈魂。若有毀傷，那不就砸了吃飯的傢伙！

問題二：那外科醫師要用哪裡去開電梯門？

一般人會想到的答案：「腳。」手很重要，那用腳總可以吧？而且可以強調外科醫師是手腳並用、手足情深。

不過內科醫師聽到第二個問題的答案竟然是：「頭！」用頭去頂住即將關閉的電梯門。

原因分析起來頭頭是道：「外科醫師不用大腦！即使夾傷了頭，也沒有什麼大礙。」

外科醫師聽到這樣諷刺的話語，除了氣急攻心外，也會跟內科醫師細數：「開心、開腦、移植手術……哪一樣不是外科醫師們嘔心瀝血，投身在基礎研究與臨床照顧，才能將夢想化為戰勝病魔的術式。現代每位外科醫師的一招一式，背後都有那萬古聖賢之心啊！而你們內科醫師，雖然論及疾病都可以高談闊論、口沫橫飛地說到分子生物的致病機轉，但是能做的治療方式卻如此有限。許多病人的狀況會好轉，還不是因為自己的免疫力慢慢恢復。你們捫心自問又真正幫了多少忙？」

這樣的場景可能出現的時機是在若干年前，當內外科醫師還各領風騷，互爭武林盟主的時代。只是江湖情勢劇變！醫學生心目中的理想未來排行榜，早已不見內外科的位置。

這樣的感觸在各大醫院每年召募住院醫師時，昔日的武林盟主感慨更深。以往內、外、婦、兒四大科的科主任都會為了要如何在芸芸眾生中挑選合適的新血而傷透腦筋；只是十年河東十年河西，四大科不但不再熱門，反倒有四大皆空的感嘆，這其中又以外科為最。無怪乎外科大老們一時無法適應，直道世態炎涼，人心不古，年輕人唯利是圖。

其實外科醫師的困境，古今對照，目前似乎也還不是最差的狀況。此話怎講，且聽底下外科滄桑史的訴說。

大凡每一個行業都可追古溯源，找到開宗立基、有頭有臉的代表人物。當不可一世的外科醫師踏上尋根之旅時，卻發現祖師爺的出身竟然十分卑微。中古世紀以前人們的居住環境及衛生條件都不好，可以想見當時人們身上一定常發生膿瘍潰爛的情形。找誰來清創呢？一般士大夫、貴族怎麼可能忍受這種臭氣？於是只好用半強迫的方式，找一些奴隸或赤貧的人來擔任這樣的工作。這些人出身卑微，自然不受什麼「勞基法」的保護，於是有名的《漢摩拉比法典》中就規定：「凡因手術造成病人死亡者，外科醫師必須受截肢的處罰。」這下更不會出現有志青年願意從事這樣高危險的工作。經過一段時間，「理髮師」才在利誘之下，願意在閒暇之餘兼差從事外科手術，只不過還是以理髮為主，以開刀為副。

外科醫師卑微生涯的轉捩點，始於文藝復興時代，達文西、米開朗基羅等文藝復興巨匠在醉心於藝術創作之外，也對解剖學的啟蒙發揮了關鍵的影響。爾後，生理學、病理學、藥理學等等相繼走上舞臺，再加上麻醉的進步，開刀也脫離了以往哀鴻遍野的恐怖景象。當然治療的對象也就不只是膿包而已。外科近年來更是蓬勃發展，換關節外，還換心、換肝、換腎，這在過去簡直是匪夷所思，現在卻是屢見不鮮。

就在外科醫師可以更大刀闊斧地與病魔周旋的時候，整個社會環境及醫療生態的改變，讓許多生力軍對外科望之卻步，怎不令人扼腕。如果將來在電視廣告上出現：「用風雨擦亮你的眼睛、用永恆丈量你的腳步！」等鼓勵投入外科行列的煽情廣告時，相信也不用太驚訝。解決之道，除改善醫療環境中不合理的給付外，更重要的是在醫學教育中，讓醫學生可以充分感受到外科是一個充滿活力、迎接挑戰，而又可以立竿見影的溫馨團隊。

想想看，如果沒有新血的加入，難道又得強迫理髮師來兼差開刀不成？

# 是他，改變用沸油和烙鐵止血的歷史

人類歷史上，為了競爭權力、版圖、資源，甚至宗教思想的地位，曾爆發過許多戰爭。十六世紀的歐洲土地上，幾乎天天都有戰事，因此醫療人員在前線的介入，非常重要。

在煙硝瀰漫的戰場旁，醫療帳棚內人滿為患，別說是手術無影燈了，更沒有潔淨的治療環境。這不打緊，四、五百年前的歐洲，並沒有專職的外科醫師，上戰場治療傷兵的是理髮師？而他們又是如何治療槍傷？

一旁有助手燒煮著油鍋，那並非要用來照明的燈火，而是要用來淋在槍傷傷口上的沸騰接骨木油，和燒得火紅的烙鐵，準備為不幸骨折而當場截肢的傷患止血。

哀哉士兵，為國征戰而嚴重受傷，還要承受被活活烙印傷口的劇烈痛楚，這在現代來看何其殘忍，卻是當時的常規處置，原因是大家認為火藥有毒，必須用沸油或烙鐵來止血、解毒。

下場如何？傷口發炎感染，幾天後開始發燒，不少可憐的傷兵敗血症而亡，預後奇差無比。

士兵們悲慘的命運，直到軍醫安布魯瓦茲・帕雷（Ambroise Paré）的一場治療，而開始有了革命性的轉變。

理髮師出身的帕雷當軍醫時，地位還不高，儘管他不喜歡這種殘忍的治療方式，仍須遵從師傅的教導。有一次，接骨木油來不及補給前線，他不忍心用烙鐵燒炙傷患，於是將玫瑰油，蛋黃和松節油混合後塗敷在傷口上，沒想到這個溫和的對待方式，不但讓受傷士兵得到「人道」對待，大幅減少痛楚，更重要的是，傷口確實得到改善，漸漸癒合。

帕雷由此發現，沸油療法是錯誤的。經過他不斷精進研究與改良，開發出許多成效良好的配方和療法，大幅提升存活率，甚至突破傳統施行動脈結紮、傷口縫合術，以及各種重大外科手術，還為傷者製作了義肢、義眼、人工關節，並設計出許多外科器械。

帕雷累積了多年經驗，撰寫出關於槍傷、截肢、骨折及婦產科等醫療的開山之作，為西方外科醫學帶來劃時代的進步，後人因此尊崇他為現代外科之父。

戰爭帶來的醫療改變，斑斑可考。看到戰火的無情，傷口的可怕，想想此時的平安，與醫療的進步，怎能不感恩、不珍惜呢？

# 孔子八分飽

孔子七十三歲才過世，這在平均壽命可能三十歲不到的春秋戰國時代，是很罕見的。在他修身、齊家、治國、平天下的思想體系中，似乎也暗藏一些養生密碼！

孔子在《論語》裡總共有四十一次提到「政」，然而提到「食」的次數竟然也和「政」一樣多。這些關於食物的叮嚀，許多是偏重精神層面的，例如：「君子食無求飽，居無求安，就有道而正焉。」「飯疏食飲水，曲肱而枕之，樂亦在其中矣。不義而富且貴，於我如浮雲。」等。

孔子除了提醒君子們如何精神武裝，如何餓得理所當然外，也實際地提醒我們如何吃以及什麼食物不可以吃。他在《論語》的〈鄉黨篇〉裡特別提出了許多種「不食」，例如：「色惡，不食。臭惡，不食。失飪，不食。不時，不食。」以及「不多食」等等應該避之唯恐不及的狀況。

這些準則中最具現代意義的就是「不多食」，譯成白話文就是「八分飽」；翻譯成現代醫學就是：「熱量攝取少一點，健康長壽多一些。」

有些人也許會覺得，飽足感是我們與生俱來的生理回饋機制，當我們吃飽時，伸伸懶腰、滿足地打一個嗝、愉快地摸摸肚子，再鳴金收兵、停止進食是何等幸福且自然的事，哪裡需要特別地提醒？殊不知，這樣的生理機轉在現今豐盛的餐桌上，已經被徹底地打敗。

我們吃東西時，經過幾番咀嚼後食物就會被送到胃裡待上三到六個小時。胃壁除了會將食物左搓右揉外，胃壁的黏膜會分泌胃酸來殺菌和軟化食物；也會分泌含有消化酶的胃液來分解食物。當胃部被食物撐大，而且經過胃部研磨已成為糜狀的食物也送達十二指腸時，胃的神經系統就會通知大腦下視丘，告訴它這一頓飯已經吃撐了，再吃下去這個鐵胃可能會不堪負荷。這時候大腦才會善解「胃」意地告訴我們：「可以了，不要再吃了。」這就是飽的迴路。

只是，這個傳導途徑過於迂迴！當我們飽足時，事實上胃已經超時工作，吸收過多的營養，也不知不覺囤積了不少可以化身為肥油的熱量。所以感覺「八分飽」的時候，正是我們該踩煞車的時候，不要讓餐餐的過食成為我們明天的負擔。

孔子還提到「祭肉不出三日。出三日，不食之矣。」在古代，供祭拜的食物都是暴露在空氣中，加上溫度溼度的影響，金黃色葡萄球菌孳生導致食物中毒的狀況自然層出不窮。

孔子也重視食物的來源。「沽酒市脯不食」，意思就是小吃攤買回來的東西不吃。春秋戰國時代，市場的衛生條件想必讓孔子不敢恭維，所以才會有此一說。如果孔子有機會逛逛臺灣的夜市，不知道會不會改變他對攤販的不信任度。

「不時，不食」，則是要大家多吃當令的食物。這跟臺灣的諺語：「寒天菜頭熱天薑，免請醫生免燒香」的道理是一樣的。多吃當令食物，健康得到保障，當然就少需要跟醫生打交道了。常吃醃漬食物，除了需要考量保存食物過程所衍生的衛生問題外；國民常吃這類食物的國家，其食道癌和胃癌的高發生率也是讓我們對這些食物多所考慮的另一個健康陰影。「不時，不食」另一個解釋是：不是吃飯的時間不吃東西。這相較於現代人常見的「時時，在食」，頗有當頭棒喝之意。若能封閉零食飲料零存整付的熱量帳戶，代謝症候群的預防當然也會收到立竿見影的效果。

還有一點跟現代人飲食關係頗大的警語是「失飪，不食」。意思就是不吃烹調不對的食物。現代家庭外食機會頗多，除了要注意食物的新鮮與營養的均衡外，也要注意餐廳烹調食物的方式。既煎且炸口味又重的食物，絕對符合「失飪，不食」的標準。

孔子不只提醒我們吃的哲學，他也注意到人生各階段的戒、定、慧。「少之時，血氣未定，戒之在色；及其壯也，血氣方剛，戒之在鬥；及其老也，血氣既衰，戒之在得。」年紀大時，如果能敞開心胸，捨得布施、捨得戒除口腹之慾，那麼血管壁也會敞開，得到冠心病、高血壓的機會自然大減。

半部《論語》可以治天下，半部《論語》似乎也可以防百病！

# 君子怎可遠庖廚

對於「知識分子」的定義，也許是眾多紛紜。但如果說「知識分子」就是連和人吵架都會引經據典的人，相信許多人會心有戚戚焉。吵不過知識分子，也只能怪當年四書五經沒有那麼用功地念！

不一定是吵架，也不一定是知識分子，但也會引經據典以遂行其貪吃或偷懶陰謀的「另類知識分子」是家中的男主人。每逢太座拋來關心是否吃得過多的眼神，就會理直氣壯地說：「君子不重則不威！」然後繼續狼吞虎嚥、大快朵頤。

這時當太太的可不要被《論語》唬住，正確的回應是：「《論語》中的不重則不威，指的是君子如果不莊重則沒有威儀。不是體重不夠重則顯不出威風。」接著再拿出老公上次體檢滿江紅的報告。

男主人看到那飆高的膽固醇、三酸甘油脂等數值，氣勢立刻矮了半截。男女兩大高手過招高低立判，同時也成功地塑造出太太是感性與理性兼具的馭夫高手。

另一個需要駁斥的時機是在吃完飯後。

這時只見太太一個人與油膩膩的鍋碗瓢盆進行單兵作戰，先生則是好整以暇地看著電視。如果要他進來幫忙，他又會引經據典的說：「《孟子·梁惠王篇》提到君子遠庖廚也。妳的先生當然是君子，那理所當然地也就該遠離廚房。」

這時錯誤的應對是：「管他什麼梁惠王，數到三你還不進來，你就給我試試看！」比較好的回應是，優雅地從廚房走出來，手中還拿著一本《四書》，翻到《孟子．梁惠王篇》，然後化身為國文老師說：「孟子說的是：君子之於禽獸也，見其生不忍見其死，聞其聲不忍食其肉。是以君子遠庖廚也。真正要呼應孟子應該要盡量素食，這樣對你的三高也會比較好。既然沒有遠庖廚的理由，那麼親愛的，剩下的碗就拜託你了。」

摸著鼻子走進廚房的先生，看著碗盤上厚厚黏稠的油漬，用力倒了許多的洗碗精和沖了許多水之後，碗盤才恢復原貌。這樣油膩難除的畫面，在隔天早上要服下降膽固醇的藥物時，又浮現心頭，更不禁聯想到自己的動脈壁，血管壁上有了這樣的油脂，要不動脈硬化，似乎也滿難的。

一家之主這樣地洗了幾天的碗之後，就有可能會大徹大悟，痛改前「油」，和老婆大人商量是不是該吃清淡一點？「四低一高」——「低油、低鹽、低糖、低熱量」和「高纖維」的健康飲食口訣，也很快能朗朗上口。

所以說，君子，怎麼能遠庖廚呢！

# 史上最慘的瞌睡——宰予晝寢

《論語》裡有一段非常著名罵人的話：「朽木不可雕也，糞土之墻不可杇也。」孔子看到學生宰予在大白天睡覺，生氣地認為宰予不成才，就好像朽木不能拿來雕刻，又好像是糞土做的牆，沒有辦法粉刷一樣。事實上，宰予的文學造詣不錯，只因為《論語》中這一篇的記載，讓他在歷史上留下了臭名。

《論語》讓我們了解到要批評別人前，自己更要謹言慎行，不能有任何把柄落在別人手中。當然平常養成良好的生活作息，更是避免白天放空神遊太虛時，被老闆抓包的不二法門。另外我們也慶幸孔子是生在二千五百年前，如果孔子是在今天為人師表，看到底下的學生有一大票是在補眠、有幾個是在大口吃麵、有一些則看似專注卻是整天掛在臉書而不是教科書的低頭一族時，恐怕當場血壓飆高，中風倒地！

打個瞌睡就已經如此罪大惡極，睡大半天的覺，那豈不是怠惰之至！其實不然。我們常常會以為，睡覺代表的是全身打烊，對外界刺激不起反應。其實不然，這就好像商店拉下鐵門，並不表示裡面的員工都已經下班，反倒可能是在進行攸關生意是否能持續進行的補貨、整理帳目等重要事務。睡覺的時候，我們的大腦也是在補貨。補上大腦神經細胞對話所需要的化學物質，譬如血清素、多巴胺等傳導物質，這樣才能確保白天腦細胞之間都能口吐蓮花，溝通無礙，思路不打結。除了補貨之外，睡覺時的大腦也會透過作夢，把一天的經歷做一番整理，這樣我們容量有限的大腦硬碟，才能苟日新、又日新、日日新地運作下去。

腦波就好像行車記錄器，也記錄著這段時間大腦的變化，想睡覺的時候，腦波的頻率會變慢，一段時間後，再進入沉睡期。這一段九十分鐘左右的腦波都是屬於頻率較慢的華爾滋。華爾滋熱身之後，接著上場的是「快速動眼作夢期」，這時腦波頻率會加快變成和醒著時一模一樣，眼睛也規律地擺動，好像掃瞄器一般掃過一天的經歷，看看哪些是要存進記憶體、哪些要掃進垃圾桶。這種夢醒時刻相同的波形，也讓前一陣子李奧納多狄卡皮歐所主演的《全面啟動》（*Inception*），那種不知「是真耶？是夢耶？」的情節，可以在夢幻腦波上驚心動魄地鋪陳。

了解睡眠生理很重要，但更重要的是，要早點睡覺，不要變成明天的宰予。

# 史上最嚴峻的醫病關係——曹操vs.華佗

「對酒當歌，人生幾何？譬如朝露，去日苦多。慨當以慷，憂思難忘。何以解憂？唯有杜康。」這種悲壯中又帶著濃厚乙醇味的文學作品，想來應該是李白的作品；但答案並非如此，這是曹操〈短歌行〉的開頭！如果是李白的風格，自然會一路醉下去，醉倒了才能「與爾同消萬古愁」。

而曹操的杜康只是飯前酒，他希望帶出的是雄心壯志的主軸：「月明星稀，烏鵲南飛，繞樹三匝，何枝可依？山不厭高，海不厭深。周公吐哺，天下歸心。」

曹操是周公的頭號粉絲。處在群雄並起的亂世，曹操希望效法當年周公的求才若渴。周公只要一聽到有人求見，連囫圇吞飯的時間都不肯耽擱，趕緊吐出正在吃的食物，跑到會客室廣招天下英雄，不讓遠道而來、已經繞樹三匝求良木而棲的英才，會因為等待求見的時間過久而產生不被重視的感受。這樣的用心，造就了周公內閣的人才濟濟，天下歸心。

只是事與願違，周朝興盛的歷史沒有因此被複製與移植到曹丞相府。三國時代的戰雲密布、爾詐我虞和曹操強烈的企圖心、懷疑心和被害妄想症讓他的健康亮起了紅燈。無時不在的頭痛啃噬著他的心靈！那麼可以找哪位專科醫師幫忙醫治呢？

有人大力推薦關公的主治醫師——華佗。他的醫術高超到一方面可以幫病人進行複雜性箭傷的清創手術，一方面還可以不影響病患飲酒下棋。

在談笑間強虜灰飛煙滅的同時，還把開刀房變成美容院，看不到血腥也沒有疼痛哀嚎。

華佗先用針灸的方式幫曹操治療，但是症狀還是反覆發作。所以華佗就建議曹操，如果想要根本治療，就得安排手術，在頭顱打幾個洞，徹底解決腦裡面的問題。華佗敢做這種建議，可能是他已經發明一種名為「麻沸散」的麻醉藥品，可以讓病人在沒有痛苦的狀況下開腦剖腹。

這樣的治療方式對現代人而言，似乎還可以理解；但對曹操而言，除了愈想愈害怕外更起了疑心，認為這是敵方陣營買通華佗要謀害他性命的陰謀。華佗因此鋃鐺入獄！華佗醫術雖然高明，但是逃獄本領不強，逃脫不成之下反被處死。這真可說歷史上最緊張的一段醫病關係。

曹操的頭痛滿特別，也就是所謂的「頭風」。除了劇烈頭痛外，還伴隨有眩暈。這樣的症狀持續了好幾年，而且反覆發作，在他死前的那一段時間裡，有時候甚至會意識喪失，接著又恢復成完全正常的現象；後來，還發生過眼盲。

而以現代醫學來看，曹操的頭痛有可能是硬腦膜下出血所導致。

如果當時有電腦斷層掃描，就可以看到曹操顱骨的下方，硬腦膜底下有一片半月型的血腫。正常腦組織會因此受到壓迫，臨床上因而出現許許多多的症狀也就不足為奇了。治療的方法也不太複雜，只要利用高速骨鑽在血腫上方的頭骨鑽一個洞，就可以將裡面的血腫禍端引流出來，受到壓迫的腦部就能夠恢復正常運作。

## 為什麼硬腦膜下出血會出現各種奇怪的症狀？

保護我們大腦的外圍組織，有硬腦膜、軟腦膜和蜘蛛網膜等，這樣的結構就像我們在搬運易碎物品時包上的一層層保麗龍或紙類。腦組織是很脆弱的，如果沒有這些纖維組織幫它附著固定，光是搖頭晃腦就可能讓我們陷入腦震盪危機了。

如果硬腦膜下受傷，會產生出肉芽組織，除了讓患者頭部產生局部不舒服、疼痛以外，還會導致慢性出血。因為是慢性，血腫範圍會在神不知鬼不覺的狀況下逐漸擴大，進而產生許多不同的神經症狀。這跟頭部外傷急性出血時，很快就出現昏迷、意識不清、腦壓增高等等會讓大家心生緊張的呈現方式是截然不同的。慢性硬腦膜下出血就像千面人，因為血塊壓迫腦部的位置不同，功能區域停擺狀況也各異其趣，所以症狀就會時而頭痛、時而眩暈癲癇、時而語言障礙或者意識不清。甚至於出現以精神症狀為主的妄想症或失智症。

如果當年曹操接受華佗的建議，三國的歷史可能改寫，曹操的文治武功也可能更為人所了解。

所以說，醫生的話還是要聽！

# 當草莓族遇見紙袋族，一代豈會不如一代？

每一個時代的年輕人都因為「被愛之深」，以至於「被責之切」而貼上一些有點負面的標籤，例如現代的「草莓族」、「啃老族」等。

但如果時光倒帶，會發現當年他們被批判的力道似乎也是現代的翻版。經營之神王永慶先生就把當時的追風少年比喻成「紙袋一族」，明顯承受不起壓力；不像老一輩屬於「麻袋世代」，千斤萬斤的重擔都能堅忍面對。

只是老一輩的麻袋身家，再倒帶回到先輩蔣渭水的眼中，似乎成了

「道德頹廢、人心澆漓、物欲旺盛、精神生活貧瘠……」的一分子。

如此追溯，真是人比人氣死人，代比代笑死人！而要證明年少不必然輕狂，年輕朋友們可得把赤壁之戰好好做一番研究。

話說赤壁之戰開打之前，曹操寫了封威脅信給孫權，說要率領八十萬水軍和孫權將軍在吳地一同打獵。由於雙方實力懸殊，東吳自然彌漫一股失敗乞和的氣氛。英雄人物周瑜卻持不同意見，他看見的不是曹操揮兵南下的壯盛軍容，而是北方軍隊移師南方可能產生水土不服的戰力影響；他看見的不是北方騎兵的驍勇善戰，而是寒冬糧草補給不足時的無用武之力；他看見的不是東吳少了群山峻嶺的屏障，而是水淹來犯大軍的可能。這番分析獲得了孫權的認同，再加上諸葛亮因緣際會的鼎力相助，三國鼎立之勢於焉建立。

當年周瑜三十四歲，孔明二十八歲，孫權二十七歲。

兩年後周瑜去世。嘆息周瑜英年早逝之餘，眾人流傳著周瑜一定是軍務倥偬，又被諸葛亮屢次激怒，在「既生瑜，何生亮」的感慨下，憂心國事再加上積勞成疾才去世的。

但，真正病情並非如此。

打贏赤壁之戰後，周瑜與戍守江陵的曹仁對峙一年多。在一次跨馬布陣時，不幸被流矢射中右肋，眼看東吳大軍就要兵敗如山倒之際，周瑜仍負傷上陣激勵士氣。雖然最後又打贏一場艱苦戰役，但箭傷卻埋下死亡的陰影，幾個月後周瑜就病倒去世。

回到CSI犯罪現場。周瑜在受傷第一時間沒有死亡，表示箭傷應該沒有深入胸腔傷及心臟及大血管。但如果只是皮肉之傷，以周瑜羽扇綸巾的本錢，傷口也應該早就癒合了，又何來舊傷復發致死。合理的推論是這枝利箭是深及胸腔，但沒有傷及重要器官，所以不會出血致命；但是細菌感染大軍卻慢慢由皮下揮軍深入胸腔。在當時沒有抗生素可以使用又無法好好休息的狀況下，身體的免疫大軍自然節節敗退。

箭傷變膿胸、膿腔變敗血，這是後赤壁時期，看不見的「胸」壁之戰。

# 飄飄何所似，天地一血糖

詩人余光中提到關於另一位詩人杜甫的故事是這樣的：

有一天杜甫要參加國際研討會，所以得印一些中英雙語名片。名片店老闆就問杜甫有沒有英文名字，頗為嚴謹的杜甫回答：「直譯即可。」老闆一唸之下覺得似乎不太妥當，若是直接將杜甫翻成「Du Fu」，外國人不察，可能會把一代詩人誤認為是賣豆腐（Dou Fu）的；若是比照外國人的習慣，先說名再說姓，那就翻譯成「Fu Du」，這時候華人是不是會認為杜甫怎麼變成老「糊塗」。

左思右想不得其解時，老闆忽然靈機一動問杜甫：「你是不是另外有什麼名號？」杜甫答道：「我姓杜名甫，字子美。選『子美』的原因是許多名人都喜歡用『子』當他們的字，例如蘇軾字子瞻，司馬遷字子長等等。況且我的人品、文采均美，所以子美應該是一個滿適合的稱呼。」老闆聽到這裡，大力一拍：「有了！你的英文名字就叫 Jimmy Du，Jimmy 不正好是子美的直譯嗎？」於是一代詩聖杜甫就成了 Jimmy Du。

這當然是個笑話，不過如果能讓杜甫在地下啞然失笑，那應該也算功德一件。因為他的一生是如此地漂泊和悲苦。

理想和抱負遇上時運不濟，就成了「飄飄何所似，天地一沙鷗」這樣蒼涼的感觸。在生命的波折裡，他就好像是那隻沙鷗，在暴風雨中飄來盪去，由不得自己。

居住的破屋，在北風怒號下屋頂被掀了。用來覆蓋屋頂的茅草也被強風吹到河的那一邊。想撐起老邁的身軀，奮力找回那堆茅草時，卻看到對岸有一群頑童，欺負他的年老無力，大剌剌地將茅草取走。這樣的心酸無奈沒有變成滿紙辛酸淚，卻化成「安得廣廈千萬間，大庇天下寒士盡歡顏，風雨不動安如山」，這樣悲天憫人、民胞物與的胸襟。

會不會是因為長期鬱鬱不得志，造成杜甫因為重度憂鬱而去世？他的死因考證起來，讓人更添心酸。杜甫當時客居湖南，由於被突然的洪水所圍困，連續餓了九天。當地縣令用小船把杜甫救了出來，再以豐盛的酒肉食物招待他，而他在囫圇吞下食物後沒多久就去世了。飢餓後的過度飽食引發嘔吐，再造成吸入性肺炎，或是食物腐敗導致中毒，都是可能的死因。只是這樣的死因未免也太後現代了些！

其實，杜甫去世前就常常頭暈、體力不濟、視力模糊，後來還出現手腳麻痺等症狀。這些病狀當然也可以用營養不良來解釋，但是參照他自己提到的「消渴症」，杜甫罹患糖尿病似乎就呼之欲出了！

糖尿病造成杜甫周邊神經病變，所以會有手腳麻痺的狀況。即使如此，他還是鞠躬盡瘁、戮力從公。「我雖消渴甚，敢忘帝力勤」，即使生病、消瘦、虛弱，怎敢忘記皇帝賦予的使命？

杜甫如果活在現代，應該滿適合擔任行政院長！

杜甫應該很難想像一千多年後，「病不孤、必有鄰」，連小學生竟然也罹患糖尿病。他應該也很難想像糖尿病不只會有多吃、多喝、多尿的症狀，也會影響全身，造成免疫力下降、周邊血管病變、神經病變、視網膜出血、腎絲球硬化等等令人聞之喪膽的多重併發症！他當然更難想像，現代醫療可以對治糖尿病的方式是如此多樣，而治療結果卻是如此讓人心憂。

糖尿病引起的腎臟問題，就是一個例子。

腎臟是一個布滿血管，血流非常豐富的地方。心臟每跳動一次，就有百分之二十的血液會送往腎臟，如果腎絲球的血管受到血糖過高的影響發生病變，當然會影響腎臟功能。現代糖尿病治療的一大突破就是，如此恐怖的洗腎結局是可以改變的！

微觀尿液就可以宏觀腎臟。透過檢查尿液是否有微蛋白，可以早期偵測腎臟的問題。不要等到尿液出現混濁、起泡等現象，腎臟功能可能已經嚴重受損時，才驚覺時不我與。

對於各項數據的斤斤計較，更是控制糖尿病的不二法門。體重、每日運動量、飯前血糖、飯後血糖、糖化血色素、甚至於二十四小時的血糖監視都是輕忽不得。唯有穩定合理的數字控制，才有辦法不讓糖尿病成為那疾病暴風雨中的天地一沙鷗。

# 人面桃花之醫療篇

不要隨便在別人的門口塗鴉——不只是因為可能會被環保局開罰單，更牽涉到一段特別的歷史典故……

話說唐朝有位用功求取功名的書生崔護，為了能在指考中有優異的表現，平常都是宅在家中猛K四書五經。這樣的作息，在蕭瑟的秋冬倒也都能按表操課。只是到了大地回春，萬物欣欣向榮的春天時，心思起了一點騷動，於是走出書房，在桃花紅李花白的鄉下巧遇才女絳娘。兩人聊得投機投緣，直到夕陽西下時才揮手告別。匆匆分手時來不及留下古代MSN——飛鴿傳書，也沒有訂下來時約定。只能帶著美好的回憶再次投入浩瀚書海。

光陰似箭時光荏苒，一年容易又春天。隔年的春天，從冬眠中醒過來的崔護，突然記起那段春光明媚的日子，於是決定再次拜訪春天，只是景物依舊，絳娘卻不在。思念之餘，就在門口揮筆寫下：「去年今日此門中，人面桃花相映紅。人面不知何處去，桃花依舊笑春風。」

大概是創作時，去年相知相惜的影像再次倒帶，衝垮了平靜的心情，這次春遊回去，恍神情形頗為嚴重，無法專心念書。幾天之後又再度晃到人面桃花相映紅的舊址，此時只見一老翁由內衝出，一把抓住崔護問道：「這幾句胡言亂語是不是你寫的？」在崔護點頭稱是後，老翁更加憤怒，厲聲到：「原來就是你害死我們家絳娘！她才出去幾天，回來後看到你寫的這些話，就茶不思飯不想，整日以淚洗面，這會兒已臉色發黑，沒有氣息了。」崔護大驚之下，急忙往房間衝去，一把抱起已然沒有呼吸的絳娘大哭。可能是深情感動上天，絳娘竟然悠然還魂，有情人也終成眷屬。

這樣的情節以現代醫學的眼光來看，似乎不太可能。也許比較合理的推論是：絳娘在幾天的哀傷和斷食之後，又記起崔護去年一整年的不聞不問，頓時覺得為這樣絕情的人傷心難過頗不值得。於是撐起疲憊的身軀慢慢走到廚房找一些吃的。由於餓昏了，囫圇吞，造成一顆丸子不小心卡在氣管，一口氣接不上來就昏死在地。沒多久崔護哀痛逾恆的驚天一抱，就好像從天而降的哈姆立克（Henry Heimlich）醫師，一陣推擠把卡在氣管的丸子硬生生的擠出來，絳娘自然悠然而醒。

哈姆立克急救法：在患者背後，一手握拳拇指對準肚臍與心窩中線，另一手包住拳頭並握緊，兩手快速向上方連續擠壓五下。

我們不一定會有崔護的遭遇，但是「哈姆立克急救法」卻是現代人必備的急救技能。

# 烏紗帽與高血壓

公僕難為，想必是許多政府官員在面對民意代表質詢時心中永遠的痛。如果能在備詢臺上將官員的血壓、心跳、呼吸速率及流汗程度同步在螢幕上顯示，一方面可以當作測謊裝置，看看被問到某一關鍵問題時，交感神經是否明顯興奮，讓民意代表作為是否窮追猛打的依據；另一方面也可以讓官員飆高的血壓，啟發民意代表的惻隱之心！

只是這樣的畫面，只會在想像裡面出現。「溫良恭儉讓」絕對是臺灣的民意代表在公開場合中不能隨意展現的人格特質。

官員們也不要因為常需要面對霸氣十足的民意代表，以及不太容易見到頂頭上司關愛的眼神而懷憂喪志，只要看看那頂烏紗帽的造型，相信很多的疑惑就會豁然開朗。

烏紗帽為什麼旁邊要安裝兩個小翅膀？有些人也許會推論說：為官之道就好比高空中走鋼索，除了要步步為營外，還要懂得平衡力學及槓桿操作才不會粉身碎骨。有些人也許會從美學觀點推論，這是另一類的搖曳生風來襯托出官員的走路有風。

比較合理的解釋是這樣子。話說當年趙匡胤被黃袍加身成了北宋開國皇帝，由於江山不是靠自己一路披荊斬棘得來的，群臣和皇上也就沒上沒下。開會時，大夥仍不改草莽本色，交頭接耳亂哄哄的不成體統。除了議事效能不彰之外，皇帝威儀備受挑戰才是趙匡胤心中之痛。只是因為高坐龍椅，距離遙遠，分不清楚是誰在東家長西家短而無法找人開刀。

直到宋太祖下詔讓新型烏紗帽問世之後，只要有人錯把朝廷當客廳聊了起來，讓烏紗帽兩個翅膀莫名其妙地抖動時，居高臨下的宋太祖，自然看得一清二楚。在把幾個不了解狀況、烏紗帽翅膀亂抖的官員推出午門問斬之後，大夥也真正瞭解到天威不可測，開會秩序當然立刻改善。

這兩個小翅膀也提醒眾官員們謹言慎行（至少在公開場合）是烏紗帽不被摘掉的必要條件。所以公僕難為自古而然，現代官員在面對民意代表的強力質詢時，歷史的餘溫應該可以讓心情平靜，讓血壓不會狂飆。

官員們最佳量血壓時間是在質詢臺備詢時。那一般人最合適的血壓測量時間為何?許多病患是在回診時才量血壓，這樣的血壓準確性堪慮。

「近醫院血管收縮」是人之常情。所以最好量血壓的地點是在家裡，而時間則固定為「每天早上起床後早餐前，以及晚上睡覺前。」

掌握血壓、控制血壓，人人有責。畢竟高血壓不是官員的專利。

# 蘇東坡可以，為什麼我不可以？

門診看到一位頗有文化氣息的檳榔業者。他認為檳榔文化是相當能代表臺灣經驗的一種本土文化。君不見基層勞力大眾，一面大口嚼食檳榔，一面揮汗工作，為臺灣的建設付出了多大的心力！而在政治解嚴的初期，多少集會演講，如果少了民主香腸和民主檳榔的襯托，肯定會失色不少。尤其當聽到臺上慷慨激昂的大罵時，底下的民眾如果不能以「呸」的一聲吐盡口中紅色殘汁相呼應，又怎能讓臺上臺下血脈相通而一舉造就了臺灣民主的奇蹟。

再以更宏觀的中華民族歷史來看，嚼食檳榔的習慣據考證可遠推至魏晉南北朝，唐宋八大家的韓愈、蘇東坡都有嚼食檳榔的習慣。遙想當年，也許東坡先生就是一面喝酒、一面吃檳榔，一面寫下了如「亂石崩雲，驚濤裂岸，捲起千堆雪……」等傳世不朽的辭句。

但蘇東坡可以，為什麼我不可以？

首先就健康的觀點而言，嚼食檳榔確實是口腔癌的危險因子。如果一般人得到口腔癌的機會是一，長期吃檳榔者則提高到二十二倍；如果再加上抽菸（在臺灣吃檳榔者幾乎都有抽菸）則危險機率提高到二百倍。

吃檳榔長期對口腔黏膜刺激，終至產生病變，並非一夕之間。具十年以上的嚼食史，機率才會大增。東坡先生嗜食檳榔的時間，是貶謫至充滿瘴癘之氣的南方後才開始，已然有些歲數。這與國人紅唇族年齡層逐漸下降，大有不同。宋代平均壽命只有四十多歲，而臺灣目前的國民平均壽命則近八十歲，多出這麼多年的歲月，吃檳榔加抽菸的餘孽自然有熬出頭而造成口腔癌的機會。

再就檳榔吃法作一比較，蘇東坡的時代吃檳榔的方法較單純，不似現今變化多端。為了讓紅唇族吃了以後成為忠實顧客，業者莫不費盡心思，加味加料。這些添加物，本身也有致癌性，相輔相成的結果，口味更重了，危險也更高。

另外，吃檳榔所必須付出的社會成本，東坡先生的時代與現今相比則不能以道里計。多少山坡地已變成一片片檳榔林，高高細長的樹幹，配上隨風搖曳纖細的葉子和遠山片片的浮雲，倒也賞心悅目。只不過，檳榔是一種淺根性植物，涵養土壤的能力十分薄弱，大片種植，原本綠樹成蔭所成就的水土保持受到嚴重破壞。

諸位親愛的紅唇族，想想自身的健康，想想我們所擁有的美麗山川，不知可否考慮「跟檳榔說不」？

# 那一年，李鴻章的頭痛

小明的老師在一次歷史考試之後，氣急敗壞地打電話請小明的媽媽抽空來一下。媽媽急忙地趕到學校，一聽到老師提起小明連「馬關條約」是誰簽的都不知道時，怒氣攻心地拉住小明說：「男子漢敢作敢當！是你簽的就要承認！」

老師有沒有當場昏倒，我們不得而知，不過很多人恐怕也早就把「馬關條約」是造成臺灣成為日本殖民地的那段歷史還給老師了，更遑論想得起來是李鴻章負責簽字的！

一般人都是咬牙切齒，把臺灣割讓給日本的責任往他身上推；也順便聯想到如果沒有這段悲痛的過往，賽德克巴萊集體自殺的悲劇就不至於發生。殊不知，李鴻章本人為此也差點付出致命的代價。

話說甲午戰爭，清廷大敗，割地賠款也就成了唯一的選項，雙方在日本下關討價還價。爭執不下之際，出現一位關鍵性的人物——刺客。

這位刺客使用的不是忍者所慣用的刀箭、暗器或吹箭；也不是在月黑風高的時刻，一身黑衣，一動不動地躲在屋頂上，經過數個屏氣凝神的潛伏時刻，再發出致命的一擊；而是在李鴻章走出飯店時，當面給他一槍。

可能是平常訓練不夠紮實，這發瞄準頭部的子彈，竟然只造成臉部受傷。這個血流滿面的畫面，引起國際媒體爭相報導。日本當局可能也覺得，刺客的表現違背了大和刺客的標準作業流程，於是伊藤博文就沒再獅子大開口，只要了臺灣、澎湖和兩億兩白銀。臺灣的天空於是開始有了櫻花的點點情愁。

李鴻章回國後，在宮廷御醫的診治下，傷口很快癒合，只不過惱人的頭痛不時發作，外傷引起的頭風成了理所當然的診斷，但這個疑點在一年多以後有了驚人的發現。

李鴻章是比較有國際觀的一位重臣，不會只沉迷在帝國的輝煌過往。一八九六年，李鴻章橫跨三大洲出訪歐美八國。到了德國，鐵血宰相與他相談甚歡，慢性頭痛的問題也成了聊天的話題。

俾斯麥跟李鴻章提起了新發現才七個月的「那個光」，那個侖琴發明，可以透視人體讓骨骼露出原形的X光。X光一照之下，原來刺客的陰影猶在——那顆子彈還卡在顏面骨裡。考量手術風險，子彈還是得繼續安住，頭痛也就永無寧日，李鴻章則成為醫療史上第一位接受X光檢查的華人。

一八九五年臺灣割讓給日本，一八九五年倫琴發明X光。這就是那一年之後，我們一起照X光的開始。

# 生命的第一個腳印

一位新手爸爸在看到腳大手大的寶貝兒子時，想著兒子在十數年後，也會和他的老爸一樣叱吒江湖，一股傲然之氣不禁油然而生。

這時爸爸對護理人員提出了一個問題：「我這個傑出的兒子，將來一定會大紅大紫。妳們有沒有比較適合他身分的嬰兒服，譬如繡有飛龍在天的黃袍！穿上這麼平淡的藍色衣服，怎麼有辦法彰顯他的氣勢！」

護理人員除了臉上帶著「三條線」離開外，心中倒也因此產生一個疑惑：「為什麼男嬰就得穿藍色嬰兒服？」

答案得追溯到千年以前，當時嬰兒的死亡率是驚人地高。為了提高新生兒的存活機會，有些人就想到是不是能找聖母瑪麗亞當靠山，這樣死神就不敢靠近。而聖母瑪麗亞的代表顏色就是藍色，所以穿上藍色似乎就多了一些生命的保障。

另一種解釋也是認為藍色代表藍天，那是天使、天神居住的地方；和撒旦黑暗勢力所呈現的陰暗截然不同。穿上它，死神可能就不敢造次。

這樣的說詞對現在的父母而言似乎是天方夜譚。但是臺灣俚語的「生贏雞酒香，生輸四塊板」，不也道出不過幾十年前產婦在面臨生產時的恐怖與無奈。

既然藍色有保佑的隱喻，那為什麼不是男女都穿而只是男嬰穿？答案是：「古代重男輕女。」藍色被挑走了，女嬰就只好退而求其次成了粉紅一族。藍與粉兩種顏色的嬰兒服就成了分辨男女的識別代表。

而為了避免抱錯嬰兒，醫院的產房和嬰兒室也有一套確認再確認的辨識系統。這個流程的開端之一，就是剛誕生到人間的新生兒得留下他的足跡，在病歷上按下藍色腳印。

由於全家都沉醉在生之喜悅，因此也少有新生兒的父母親會向醫護人員提出這樣的質疑：「醫生啊，之前我到警察局做完筆錄後，警察先生都會要我蓋上指紋。你們醫院為什麼不利用這個大好機會，讓我家小孩好好瞭解指紋的用處？」

大哉問！有些人也許會認為，新生兒手指紋路還沒有發展完全，會影響辨識度；也有人會認為小寶寶的手指太小，印出的指紋不足以辨別，所以才以腳印替代。

正確的原因是：小寶寶的手是握緊的，勉強打開再用力按下可能造成傷害；另外他們也習慣把東西往嘴巴裡送，而藍色印泥顯然不是什麼好的嬰兒食品，所以改用一直都處於張開狀況也有紋路的腳掌來代替。

還不會走路就留下足跡，也給了人生一個後現代的開始。

# 「血汗」華盛頓

醫療的進步，讓許多人都在不知不覺中以為是那麼地理所當然。但是有一種「人」物的感受應該是特別深刻，那就是「吸血鬼」！（當然，現實世界應該是沒有這一號人物的！）

所謂的古代吸血鬼，必須在月黑風高的晚上，在濃得化不開的迷霧中尋找獵物；如果沒碰上俊男美女，只好退而求其次的把老鼠等囓齒類的夜行性動物當作替代品。他們為生活奔波的情節，在令人不寒而慄之外也多了一些心酸。

現代的吸血鬼則不然，有了像超級市場般的血庫任君選擇。除了寒暑假期間血品供應較為不足之外，其餘時間，血庫永遠是「開趴」的最佳場所。

電影情節雖然荒謬離譜，但卻忠實反映出人類對血液的認知，即使在二十一世紀，仍然披著一層神祕色彩。冷血、熱血、心血、血氣方剛、含血噴人，甚至於「血汗醫院」，都有著鮮血印記，更有著對血液與疾病的錯誤認知。

話說當年美國國父華盛頓，在卸下總統職位後，回到自家莊園過著「採菊東籬下，悠然見南山」遠離政治塵囂的日子。當時交通不便，訪客自然不會絡繹於途地來請益國事或聊八卦。對於一位曾經叱吒風雲的英雄人物而言，確實有點兒恬淡得過頭了。

於是，他選擇走出戶外，雖然沒有千軍萬馬可以指揮，但是看看幾匹馬兒奔騰在廣大的原野，再遙想一下當年氣吞萬里如虎的氣魄，也能為老邁的身軀注入一股活力。

但畢竟已經有了一些歲數，再加上時值冰封大地的冬季，隔天華盛頓全身無力、酸痛，被當成是一般風寒，只是經過幾天的休息，體能狀況似乎沒有什麼改善。

這時莊園中有人挺身而出，要為他做積極性的治療——「放血」。根據此人從前照顧馬匹的經驗，如果能透過放血將血液內的毒素排除，馬匹隔天即會神采飛揚、躍馬中原。

在沒有御醫隨侍在旁，總統健康小組的成立還在遙遠未來的當時，華盛頓確實不只從心頭滴血，手臂上也持續地失血到天明。隔天狀況愈來愈差，就決定開出一條雪路將華盛頓送到臨近城鎮。群醫會診一致認定，治療之所以無效是放血的量不夠多！再度放血之後，華盛頓也就一命嗚呼了。

這段發生在二百多年前的歷史，其實反應了人類共有的歷史印記，那就是：「邪惡勢力」才是造成疾病的原因。事實上，人類生病的原因絕對不是「萬病歸宗」的「邪惡」二字就可以解釋。隨著醫療進步，「放血」已走入歷史；更重要的是，絕不要聽任我們健康知識「大失血」。

# 是誰殺了拿破崙？

一八一五年六月十八日，滑鐵盧戰役改變了法國歐洲霸主的地位，也讓滑鐵盧成了失敗的代名詞。由於影響非比尋常，當然會引起相當多的檢討分析。兵力多寡、兩軍氣勢、砲兵位置、天候異常等外在因素，多是切入的重點。殊不知，有一個「內在」因素衝擊軍情的重要性可能不亞於千軍萬馬。那就是拿破崙的痔瘡！由於軍務倥傯，生活作息不正常，拿破崙常受痔瘡之苦。決戰滑鐵盧時，宿疾又再度發作，無法騎馬奔馳、無法布陣督導、無法掌握時效，當然也就註定了敗在實力相當、卻又無「痔」一身輕的威靈頓公爵手上。

一八二一年五月五日，拿破崙，這位躍馬阿爾卑斯山的英雄人物，在遭幽禁於遠離歐洲大陸的大西洋聖赫勒拿島六年後，孤單地劃下人生的休止符。多少紛擾似乎就該至此塵埃落定，靜待歷史的蓋棺論斷。但是，即使經過一百九十多年，他的死因至今仍引起種種推測，沸沸揚揚。

拿破崙死後，第二天清晨就做了解剖，那時候的解剖報告提及他的胃裡有一個破洞，胃穿孔可能是致命的原因。不過，自有人類以來，政治陰謀論總是填滿了許多的想像空間，有很多人認為，這樣的政治人物死因怎麼可能如此單純，會不會是政治謀殺事件呢？拿破崙常年與英國對峙，英國王室當然想將他除之而後快。即使是法國也有人擔心他東山再起，有這樣特殊的被害條件，中毒說當然甚囂塵上。再加上拿破崙留下來的頭髮確實有很高的砷含量，那不就證明砒霜毒殺就是罪魁禍首，死因顯然就是砷中毒。

不過，不贊成此論點的人認為，當時的環境背景就有砷的存在，例如壁紙上就會塗上含亞砷酸銅的顏料，在潮溼的氣候中黴菌容易滋生，會使顏料中的砷釋放出來，再經由呼吸道吸收到體內。另外，飲用水也可能含砷。這些原因就可能讓拿破崙頭髮砷的含量破表。所以，他不見得是被毒殺，而是因為長久暴露在有毒環境中的一個結果。許多現代電視影集犯罪現場的抽絲剝繭，就告訴我們光從陰謀論是無法斷定死因，只有證據才能道出破案的關鍵。

另一個推斷是因為醫療處置不當，造成電解質不平衡。不過，最可信的，還是他因胃癌致死的說法。

由於征戰多年，有一餐沒一餐和狼吞虎嚥的飲食習慣讓拿破崙的胃和他的直腸一樣，很早就受傷累累。當上皇帝後，壓力不減反增。消化性潰瘍引起的胃痛想必也是造成他脾氣愈來愈暴躁的原因。在沒有制酸劑及質子幫浦抑制劑可使用的狀況下，「陽光、空氣、水」的當時標準處方又因為東山再起受挫，被「放逐、監視、苦」所取代！鬱鬱不得志的他，潰瘍惡化進而產生病變的可能性確實頗大。證據除了歷史文件的記載外，拿破崙登基後的肖像畫，常出現左手按住肚子的姿勢，似乎也暗示著胃部的不適；去世時的肖像則體重明顯減輕。這些似乎都能呼應胃癌併發穿孔的診斷。

胃部的外觀好像一個皮囊水袋，容積在空的時候只有五十毫升左右，一旦吃進食物，可以膨脹到數十倍大。成人的胃容積，男性約一千四百毫升，女性約一千二百毫升。這個似乎只有幾罐可樂容量的食物分解儀，終其一生努力地將吃進來的食物軟化、搓揉、攪拌、分解，再送往小腸做終極吸收。

胃部處理食物的量，一餐一餐分開來看，分量似乎不多。但是一個人一生吞食的食物彙總起來，會得到底下的驚人數字：四隻牛、二十一隻羊、十五隻豬和一千兩百隻雞；總重量則高達五十公噸。雖然這是一位英國人一生吃的總帳，臺灣人在到處有吃到飽餐廳和三不五時就會碰到的高頻率年節等外部誘因增加的推波助瀾，和英國人相較，囫圇吞的量一定不遑多讓。

拿破崙時代看到的是：面黃肌瘦、飢腸轆轆，路有餓殍。近二百多年後的現代看到的是：在當年只有貴為王公貴族才有資格得的富貴病──「痛風」，竟成了不分年齡與階層的共同夢魘；而在世界某些被遺忘的角落，面黃肌瘦、飢腸轆轆，路有餓殍卻依然可見。

素食八分飽，兩分助人好。誠哉斯言！

# 替馬桶講句公道話

臺灣觀光旅遊的一大特點，就是在各個景點要「方便」很方便。

這種優勢不只對罹患攝護腺肥大或應力性尿失禁的遊客是一大福音；對一般人而言，能不必尋尋覓覓就可以無憂無慮地解決這個基本的生理需求，也是功德一件。

但這樣的芝麻小事，在國際觀光客匯聚的巴黎可就困擾多多了。諾大的凡爾賽宮，找不到幾間廁所。「廁所深深深幾許」，是許多遊客的痛苦旅遊回憶。

臺灣景點的廁所密度和方便程度是超越法國，但是民眾的健康知識可能就差巴黎客有一段距離了，光從身材就可以立判高下。真懷疑在法國大餐裡，是不是加上什麼「瘦肉精」，讓他們在大啖美食的同時，還能做好身體的水土保持。

而曲折地尋找「方便之門」的過程，也讓人不禁懷疑是不是現代人膀胱比較無力？所以廁所的需求量才會較高。

遠古時代人的膀胱容量和現代人一樣，當蓄積的尿量達到一百多毫升時，我們就會有尿意。如果囤積量到達三百毫升，那就會坐立難安，心中所想的就是如何能「排之而後快」。既然膀胱沒有改變，為何法國皇宮廁所可以如此精簡？答案在於：「是誰規定方便一定要在廁所？」

法國太陽王路易十四的時代，凡爾賽宮是政商名流薈萃之地。喝著香檳酒、聊一聊政治八卦，是當時貴族每天的例行公事。只是幾杯香檳入肚，利尿作用大增，雖然正聊到重點也得找個地方解放一下。這時此位貴族的導航系統，設定的不是那處在九彎十八拐末端的廁所，而是芳草如茵的花園！

大家也許會認為，男生辦事比較方便，自古已然，不足為奇。那女生總需要上廁所吧！殊不知，這時候的名媛淑女，有一樣現代女性所沒有的利器——寬鬆的蓬蓬裙。她會和貴族紳士一樣優雅的走到花園，只要選好適當的點，就可以站著、神不知鬼不覺的完成「一時大事」。凡爾賽花園的綠意盎然，真是其來有自。

或許就是因為對「方便之門」的要求不太高，巴黎人也就不像臺灣人生活在時時強調細菌數量的提醒中。君不見有些報導三不五時就會警告臺灣民眾：「智慧手機比馬桶髒三十倍」、「辦公室桌面比馬桶座墊髒四百倍」、「砧板比馬桶髒兩百倍」……

養成良好的衛生習慣當然很重要，但是讓馬桶蒙上不白之冤，也不盡公平。畢竟馬桶只是個坐墊，而不是骯髒的代名詞。

看來，學習如何與微生物共生息，我們還有很長的一大段路要走。

# 維多利亞女王的祕密

英國女王維多利亞在位時間將近六十四年，是英國在位第二長的君主（最長為現任女王伊莉莎白二世），也是十九世紀最有權勢的女人，任何國家大事由她拍板定案，理論上應該可以很快樂，但答案卻並非如此。

四十二歲喪夫後，女王從此深居簡出，只穿黑袍。二〇一七年上映的電影《女王與知己》（*Victoria and Abdul*），描述維多利亞女王與來自印度男僕阿卜杜拉之間的忘年情誼，這段特殊互動雖是野史，但也點出了女王不平凡的一生，也有著對平凡人情交流的嚮往。

天真無邪的童年歲月，在維多利亞的人生中非常短暫。她從小接受嚴格的教育，在十八歲的荳蔻年華就繼承王位，家事、國事、天下事，事事縈繞心頭，不論毀譽，都要無畏壓力，引領國家向前，從她不同階段的肖像畫，可以看到歲月的痕跡。

在維多利亞時代，英國的工業、文化、科學、軍事、政治版圖等各方面都有很大的進展，與愛德華時代同被認為是大英帝國的黃金時代。後來她也兼任英屬殖民地印度的女皇，成為歷史上首位兼任印度皇帝的英國君主。

世人普遍看見維多利亞女王在英國歷史上的影響力，然而實際上，對歐洲世局影響更大的，是維多利亞的子嗣。

女王與年紀相差三個月的表弟阿爾伯特親王成婚後，陸續生育九名子女，他們及後代又分別嫁娶歐洲各國王室成員，使得維多利亞女王的血脈流布在德國、希臘、荷蘭、瑞典、西班牙、俄羅斯與北歐各國，她也因此被稱為「歐洲的祖母」。

但許多男性後代成員中都罹患了一個共同的疾病——血友病，先天缺乏凝血因子，傷口不易止血，病情嚴重者甚至會自發性出血。

血友病是一種性聯遺傳疾病，缺陷基因在X染色體上，病友絕大多數是男性。由於女性有兩條X染色體，若母親帶因，但還有一條來自父系的正常染色體，所以不會發病，只會帶因；但男性只有一條X染色體，若母系帶因，則生下來的男孩會發病。

維多利亞女王的上一代並無血友病患者，這個病變的基因可能來自突變，她所生下的四個兒子中有三位血友病患者，五個女兒中有兩位帶因，隨著他們與各國的王室聯姻，血友病基因進入歐洲各國王室血脈，成為遺傳不息的「王室病」，對歐洲貴族的健康影響甚鉅。

這個病甚至對俄羅斯帝國的滅亡帶來間接卻重大的影響。俄羅斯末代皇儲阿歷西，因得到外祖母維多利亞的基因，不幸罹患血友病，皇后帶著他四處求醫皆無法得治，某一次阿歷西出血不止，皇后尋求備受爭議的「神僧」拉斯普金為他治療，沒想到經過一番神祕療法後竟奇蹟「痊癒」，從此拉斯普金深受皇室重用，甚至進一步操控政權，使得內政混亂、世局顛倒。

第一次世界大戰後，俄羅斯民生凋敝，群情激憤的人民發動革命，沙皇不但被迫退位，更滿門遇害，俄羅斯帝國自此告終，被俄羅斯共和國所取代。

一段歷史，我們看到了不只是大起大落，不只是富麗堂皇，也看到了一個基因對世局造成的影響，令人不勝唏噓。

過去醫學不發達，血友病患者不能開刀，也要避免受傷、碰撞，否則容易出血不止，生命暴露在危險中，他們甚至不能從事劇烈運動，否則體內微血管會在不自覺中破裂出血。維多利亞女王後代多人患病，促使醫學界對於血友病投入更多研究，到二十世紀才找出病因。

隨著人工合成的凝固因子問世，血友病患者已能過著一般人的生活，不必再像以前一樣嬌貴文弱地生活著，生活品質得到大幅的提升。

# 是誰規定一天要吃三餐？

診間來了一位腳部外傷的女病人。由於是初診，為了確認藥物劑量是否適當，看診時也必須在病歷填上病患的體重。

我們由病人回答體重的過程中，也可以看出一些有趣的現象。大多數的男生幾乎都會毫不遲疑地回答，女性病患相對地就會延遲幾秒鐘。延遲時間的長短會和她的體重成正比。

至於是不是年輕的女性病人才有這樣的反應？答案則是否定的！不論是情竇初開或曾經滄海，對自己體重的敏感度是完全不受時空影響。有些女生則謹慎到精準度是小數點後兩位，似乎把自己的體重當成貴重金屬在記錄，只是這樣的執著對體重的控制好像沒有太大的相關。

這一位受傷的女孩，由於喜歡速食，體重已飆高到八十多公斤。車禍所造成的傷口，問題不大，只要好好換藥，過一陣子自然可以癒合。

正在幫這位少女換藥和解釋如何照顧傷口時，陪她一起來的媽媽卻問了一個和傷口完全無關的問題：「醫生啊，我女兒的脖子為什麼老是洗不乾淨？好像有一大片『仙』卡在脖子後面，黑黑髒髒的，有沒有什麼比較強的清潔劑可以還我女兒的清白？」

原來黑黑的一片，並不是什麼陳年汙垢，而是代謝症候群未完全發作前所出現的皮膚警訊——「黑色棘皮症」。如果病人體重過重、血脂肪過高，腰圍過粗的問題沒有趕緊改善，隨之而來的糖尿病、高血壓，一定會讓她年輕的生命蒙上一層陰影。

脖子的那片黑皮就好像山雨欲來風滿樓前的朵朵烏雲，重覆提醒著：「要擋得住食物色香味的誘惑！要少吃一餐！要停掉宵夜！要重新讓步履輕盈起來！」

如果每天少吃一餐，少了三分之一的卡路里，身材能做好水土保持，繼續「橫看成嶺側成峰，遠近高低各不同」的機會自然增加不少。

那又是誰規定一天要吃三餐呢？

農業時代，早餐和晚餐是主角，中餐只是意思意思。

工業革命後，人力大量由農田移向工廠，為了管理方便，就有了共同的上下班時間。一八九〇年英國維多利亞女皇明訂上班時間分為兩段，中午有一小時空檔。讓中餐從聊備一格到搖身一變與早、晚餐分庭抗禮。

飲食習慣演進至今，已經不只「三餐鼎立」，還加上宵夜、下午茶、早午餐等等進食名堂琳琅滿目。非洲草原上不曾出現的胖子，現在無處不在。考慮改變一天吃三餐的時機已然來臨，為了健康，讓我們一天少吃一餐吧！

# 優游

# 醫藝

# 貝多芬失聰交響曲

跑出四百公尺四十五秒四四佳績，兩小腿截肢的刀鋒戰士奧斯卡．皮斯托瑞斯（Oscar Pistorius）應該可以算是倫敦奧運的肢障代言人。那誰是聽障奧運會的最佳代言人呢？我想應該是貝多芬！

聆聽樂聖貝多芬的作品，我們聽到的應該不只是旋律的跌宕優美，更是生命樂章的澎湃磅礡。如果我們了解他創作的過程，敬佩的程度恐怕會更加倍了。

貝多芬在十八世紀末誕生於德國波昂，童年是在「既生瑜何生亮」的壓力下度過。因為當時音樂神童莫扎特在樂壇的表現已經獨領風騷，而貝多芬的父親是一位宮廷樂師，很希望把自己的兒子塑造成另外一個少年莫扎特。所以貝多芬在十幾歲的時候，就必須跟著父親到處表演，盡力表現出音樂神童的風貌。爸爸恨鐵不成鋼的指責，自然成了少年貝多芬心頭揮之不去的陰影。

除了少年時期的不愉快，貝多芬在二十六歲左右，就發現自己有耳鳴的問題。先從一邊開始，後來也波及到另外一邊，進而連聽力都發生問題。這對靠聽力吃飯的音樂家而言，衝擊當然是非同小可。

貝多芬到四十六歲的時候，就完全聽不到了。儘管如此，《命運交響曲》裡，那種他想跟命運對抗的澎湃活力；還有《第九號交響曲》，用大合唱的方式表達對世人合諧的讚歎，全都是在他已經聽不太清楚樂音後，才創作出來的。

既然沒有辦法聽清楚樂音，貝多芬是怎樣創作呢？在他還沒有全聾之前，全靠筆談溝通；創作時，用一根棍子，咬住一端，再用另外一端接觸鋼琴，利用震動的頻率取代音波，接收到腦裡，進而化成音樂。這樣的另闢蹊徑，竟然把顏面骨變成取代耳朵的音波接收器。

至於為什麼貝多芬會產生聽力方面的問題，原因仍然不明。有人從他突出的顏面骨頭，懷疑元凶是少見的骨頭的伯哲氏病（Paget's Disease of Bone）。骨頭增生會壓迫聽覺神經，造成神經萎縮；也有人認為他得到結核病、梅毒；還有人說他是耳內石硬化等等，莫衷一是。

唯一可以確定的是，貝多芬罹患的是神經性的聽覺障礙。這種聽障，一開始的時候，高頻的聲音聽不太清楚，後來再逐漸演變成全面性的失聰。長達二十年的罹病過程，讓貝多芬吃盡苦頭。靠著他那不服輸的個性，生命音符終究穿透他的神經障礙，在聆聽者的內耳以及大腦神經內，引起陣陣共鳴和波瀾。

相對於貝多芬的慢性神經性聽覺障礙，急診室來了一位一天之內聽力明顯受損且雜音不斷的糖尿病病人。耳鼻喉科醫師用耳鏡一照，當場抓出闖禍的一隻小蟑螂。原來這位病人的血糖控制不佳，中耳本來就有些發炎。這樣的分泌物引來小蟑螂的覬覦，深入虎穴的結果，就卡在人類外耳道的奇門遁甲，無法脫身。

話說人的耳朵，比起在吃草的時候還可以轉來轉去，一方面享受美食，一方面還可以耳聽八方注意有沒有什麼危險出現的馬耳朵，似乎沒什麼了不起。其實不然！就以外耳道為例，它就充滿玄機。它並不是一條筆直的八線道，而是一條有一點彎曲，有一點爬坡的田間小徑。為了不讓蚊蟲或者灰塵等異形怪物可以長驅直入，這樣的蜿蜒小路竟然還設有重重路障。它不是一般常見的鐵絲網路障，而是外耳道皮膚分泌的油脂混和脫落的表皮所形成的「耳屎」！耳屎提供的也不只是一道物理性的馬其諾防線，更是不利細菌滋生的生化路障。

當音波通過耳膜之後，接著就進入中耳。中耳裡有三塊聽小骨，分別是砧骨、鐙骨和錘骨。每一塊聽小骨雖然個頭都比一粒米還要小，但是透過這樣精密的構造，竟然就可以把音波放大，傳送到內耳耳蝸裡的聽覺神經。也同步把物理性質的音波轉譯成神經脈衝，這樣大腦才有辦法讀懂鳥叫蟲鳴或者忠言逆耳，而不至於把它們當成是含糊的呢喃。

更特別的是，我們會選擇性地聽見！這不是指居高位者，只聽讒言不會兼聽；而是說我們有辦法在匯入大腦的眾多聲音中，過濾出什麼是重要的訊息。譬如媽媽在睡覺的時候，即使路旁車子的聲音很大，她也不會被吵醒；可是只要心肝寶貝稍有動靜就會驚醒過來。這樣就可以把有限的能量放在刀口上。

在有聽有沒有到的取捨上，我們讀出神經系統的智慧。

下一次看到耳朵時，是不是可以不要只注意到耳垂的大小？

# 畫筆下的醫學奧祕

如果要選一張能代表現代醫學濫觴的畫掛在醫學院門口，來減少冰冷的醫療刻板印象，增加一些藝術氣息的薰陶，相信很多人一定力推達文西或米開朗基羅的作品。入選原因不是因為他們的作品暗藏密碼和曾被改編成電影的加持，而是這兩位文藝復興大師因為想要畫得更真，祕密參與了人體解剖，而在不知不覺中成了開啟現代醫學的推手。

他們兩位都曾出現在這樣的恐怖片場景：在某個月黑風高的夜晚，一些人鬼鬼祟祟地出現在佛羅倫斯的墳場。鬆軟的泥土表示那是新墳，也就是他們要下手的對象——剛下葬的屍體。在黑夜的掩護下，達達的馬蹄成了恐怖的運送，這具屍體不久之後就出現在藝術家的祕密畫室中。由此，達文西的解剖圖譜才能精確地描繪出表象下不為人知的人體結構；現代醫學也開始由憑空想像、哲學推理走向眼見為憑與理性思維。

醫學院門口的畫作選好，那解剖學科的大門又該如何裝扮？荷蘭畫家林布蘭的〈杜普醫師的解剖課〉應該是不二選擇。

一六三二年，二十六歲的林布蘭畫了這幅〈杜普醫師的解剖課〉，描繪杜普醫師正在做大體解剖。林布蘭除了把死者手上的肌肉與肌腱一條條仔細描繪之外，還把每一個旁觀者的表情——有人全神貫注、有人心不在焉、有人戒慎恐懼等等眾生相，和杜普醫師的冷靜以及屍體的蒼白無言交織成一種後現代的戲劇張力。

這幅畫有著明亮的對比，和同一時期的主流畫家所呈現的深沉晦暗，還有所有人物都是相同的「一號表情」大大不同。多了互動、專注、驚訝等等感情元素，讓人彷彿身歷其境。也因為這幅作品如此栩栩如生、震撼了大眾，讓他一舉成名。而擅長處理畫布上空間明暗、光影變化的手法，讓林布蘭在畫壇上獨樹一格。

林布蘭到了中年，生活變得有些困頓，原因出在一幅畫作〈夜巡〉所引發的糾紛。這幅畫是應一個義警民兵工會的要求而繪製，林布蘭需要把每個公會成員安排在畫中。不想流於呆板的林布蘭，抓住民兵們準備夜間巡邏時的各種狀況，戲劇性地把每一個人的角色和動作表情做了出色的詮釋。只不過付錢買畫的人，卻完全不以藝術的角度來衡量這幅畫作，很多人不滿意自己出同樣多的錢，卻被擺在不重要的暗角，有些人甚至眾裡尋他千百遍，還不知道自己被畫在哪裡。因為這一幅畫而得罪不少人的林布蘭，至此身價大跌，再加上後來妻子與兒子陸續過世，更使他窮苦潦倒、傷心欲絕。

雖然如此，林布蘭並沒有在困境中被打倒，還是持續不斷地作畫。林布蘭還有另一個特色，可以說是西方藝術家裡，自畫像畫最多的畫家。從十四歲開始學畫，到六十三歲去世為止，他經常將自己當成模特兒。除了畫出外貌之外，林布蘭更把心情與歲月呈現在畫布上，從年輕時熱情洋溢到年紀漸長時的歷盡滄桑，內心深處人事物無情變遷的刻痕成為畫布上深刻的印記。

當然我們也可以從這些自畫像中，看出某些疾病的端倪。在他晚年自畫像中，上眼皮出現了年輕時沒有的黃色斑塊，這就是我們現在所說的黃色瘤。黃色瘤不只影響外觀，也可能是高血脂的徵兆。

膽固醇的產生，有的是從食物攝取而來，有的則由肝臟本身所製造出來。為什麼肝臟要製造惡名昭彰的膽固醇？其實膽固醇並不是百害而無一利，膽固醇是建構細胞膜和一些荷爾蒙的必要成分，所以沒有膽固醇我們根本無法存活。適量的膽固醇是一項重要的健康指標。膽固醇如果太低，也不代表健康長壽。膽固醇過高則會造成動脈硬化，進而影響全身血管造成疾病肆虐、烽火連天。

膽固醇過高對人體最大的影響，在於造成血管壁內皮細胞的傷害。血管內皮細胞可以保護人體，不讓血液裡不好的物質跑到血管壁裡面。血管內皮細胞受傷的結果，會讓血液中壞的膽固醇（低密度膽固醇）趁機跑到血管壁。此時擔任巡查的單核細胞，會將它們呑噬堆積進而誘發身體的發炎反應和形成血管壁斑塊，結果就是造成動脈硬化和血管狹窄。臨床上，就可能產生冠狀動脈阻塞所形成的冠心病，或腦部血管阻塞所產生的血栓中風。

怎麼樣減少膽固醇的攝取呢？「四低一高」，也就是低油、低鹽、低糖、低熱量，以及高纖維的飲食。常保健康，就能讓我們在人生的畫布上，多一些揮灑的空間。

# 藍色畢卡索，憂鬱現代人

有時候，一些話聽起來似乎言之成理，但是仔細想一下，卻搞不清楚為什麼會是這樣。

譬如我們常說藍色代表憂鬱，例如用來形容上班族週一憂鬱的Monday blue，為什麼？難道是因為小約翰．史特勞斯的樂曲《藍色多瑙河》嗎？為什麼一定要用藍色代表憂鬱？紅色就不能嗎？

如果用象徵熱情的紅色來形容憂鬱，可能很多人都不認同。可是，十九世紀末的畫家孟克，在〈吶喊〉（Skrik）這幅畫中，他用強烈的紅色來呈現壓力，那是動盪不安、惶惶不可終日的心靈吶喊；所以，紅色應該也可以很憂鬱。

那到底為什麼藍色會被現代人視為憂鬱的同義詞？

這筆帳得算在畢卡索身上。

畢卡索二十歲時獨自來到巴黎，三餐不繼、窮苦潦倒，加上好友的死亡，造成他「身雖不滿百，卻常懷千歲憂」！筆下俱是枯槁與滄桑，所用的顏料幾乎就只是藍色，就成了「梧桐更兼細雨，到黃昏點點滴滴。這次第，怎一個愁字了得」的悲淒。這一時期的作品（一九〇一年至一九〇四年），就被標示為所謂的「藍色時期」。等到畢卡索有名時，藍色也就因緣際會地成了憂鬱的代言人。

畢卡索有一直「藍」下去嗎？沒有。四年以後，藍色變粉紅色，也開啟了另一階段的「粉紅色時期」。這時候的畢卡索遇見了一個女生——佛蘭多！墮入愛河的結果讓他的畫作揮別暗沉、出現色彩，出現代表活力的馬戲團雜耍。

畢卡索也沒一直「粉紅」下去，不然他就可能成為「頑皮豹」或「Hello Kitty」的代言人。他接著讓畫作戴上「3D」眼鏡！

〈亞維儂的姑娘〉將平面的線條變成「橫看成嶺側成峰，遠近高低各不同」的視覺震撼！畢卡索把不同角度的視覺影像鋪陳到原本有點貧瘠單調的平面畫布上；於是不用戴3D眼鏡，畫作也能立體化了！畢卡索開啟了立體派的先河，也間接成為《阿凡達》（*Avatar*）的啟蒙大師。

一天，門診來了一位似乎從畢卡索「藍色時期」畫作中跳出來的「深藍」病人。望著遠方，沒有聚焦的呆滯目光，加上手腕上血跡斑斑的包紮，告訴我們需要照顧的絕對不只是看得見的割傷，需要包紮的更有那淌血的心。

這樣的病人，您認為我們應該要：

一、與他抱在一起痛哭，告訴他：你不孤單。

二、專心換藥，不要觸及病人的隱私。

三、照顧傷口的同時，也好言相勸，鼓勵她：黎明之前一定會經歷那段黑暗。

答案是：以上皆非。

這種已經付諸自我了結行動的深度憂鬱病人，需要的是精神科的專業照顧！我們非專業的苦口婆心，可能帶來反效果，更加重患者的疏離感。此時，精神科醫師專注的治療方式，不是讓病人平躺在躺椅上面，跟他聊聊童年往事，或是問他小時候有沒有被媽媽打、被陌生人欺負等；進而希望從心理分析中找到潛意識的憂鬱病因，再一語點醒夢中人，從此不再憂鬱。

此時的精神科醫師，反而比較像是在治療高血壓、糖尿病的內科醫師，因為他知道：這個病人腦中的某些化學物質不夠，是讓病人的憂鬱指數破表的主要原因。得趕緊透過藥物，讓病人的「化學腦海」再度恢復平衡，這樣自殺的念頭與行動才有辦法遏止。等危機過後，再聊、再擁抱都還來得及。

憂鬱症病人症狀所呈現的「生活無法聚焦以及職場中載沉載浮的無力感」，會讓處在壓力鍋中的現代人擔心自己是不是也罹患了憂鬱症。月有陰晴圓缺，人有悲歡離合，這是真實人生；天天high到翻，完全不知人間疾苦的，不是躁症就是嗑藥、或者是大腦還沒有發育完全。所以偶而傷春悲秋乃屬正常，不用擔心自己已成為憂鬱一族。

診斷「憂鬱症」的條件：食慾改變、睡眠障礙、喪失興趣、活動力降低、容易疲倦、覺得生命沒有價值、思考無法聚焦，甚至產生自殺意圖。如果偶而出現以上某一類症狀，可能只是人生的起起落落；如果持續的時間大於兩個禮拜，那就非同小可，需要請精神科醫師幫忙。親朋好友該做的事，就是：安排與陪伴病人就醫。

家事國事天下事，應該事事關心而非事事憂心。天天天「藍」的畢卡索可以找到佛蘭多，那你的佛蘭多在哪裡呢？

# 七指畫家夏卡爾？

病人來到診間時，常會有一個疑惑：為什麼血壓在家裡量明明就是正常，來到醫院就明顯飆高？這不正常的血壓會不會讓醫師誤認為我沒有按時吃藥，是一個不乖的病人？會不會讓醫師覺得降血壓的藥效不夠，需要調高劑量？調高劑量後，我在家裡會不會反而變成低血壓？

這種在醫院裡才產生的血壓變化，稱為「白袍高血壓」。醫院、醫師會讓人不自覺產生「白色恐懼」！緊張的情緒會讓我們的血管收縮，血壓自然也會跟著水漲船高。為了避免這種狀況產生，在候診室裡先靜一靜再量血壓，應該可以得到比較接近真實的數據。

殊不知，候診空間待久了也可能造成「候診室高血壓」！黑壓壓的人潮、此起彼落的叫號聲、閃爍的紅色叫號燈、以及待會兒如何在最短的時間裡精準地跟醫師敍述自己錯綜複雜的病情，再再都讓人心情難以平緩。

如果候診空間的布置，又是火上加油——密密麻麻的衛教看板，在每一個角落提醒：你是病人、你是第幾期、你的未來可能只是夢……

血壓要不升高，似乎頗難。

如果候診空間多了一些人性思維，抬頭望去是「看不盡的青山隱隱」、是「看不完的綠水悠悠」（實景如果困難，攝影或者畫作也行），那麼病人的交感神經也會比較安定，不藥而癒或者藥量可以減少的機會也可能增加。只是哪一科該掛哪一種作品，恐怕也得費心思量。如果身心醫學科的診間掛上孟克的〈吶喊〉或者梵谷的〈麥田群鴉〉，病患心情自然跟著吶喊和動盪不安，「飛越杜鵑窩」就成了遙不可及的夢想。

要布置小兒科的候診室或者病房，應該就單純許多：白雪公主和七個小矮人，應該是許多人的首選。另外一個比較不按牌理出牌的選擇是：夏卡爾的畫作。夏卡爾是二十世紀非常有名的俄國畫家，他天馬行空的想像力一定會引起小病患的注意。當小朋友看到那違反地心引力，飄在空中的身體，心中一定充滿好奇。這時候，護士阿姨就可以跟小朋友談到那些小城鎮的圓形屋頂和屋上的提琴手等等，都是他對家鄉的思念。飄在半空中的人形，正代表著他雀躍的心情。

夏卡爾有一幅剛到巴黎時的自畫像，畫的是他在房間裡畫畫的情形。他手持畫筆在畫布上畫著的主題竟然不是飛躍進步的巴黎，而是朝思暮想的「黃昏的故鄉」——白俄羅斯。這幅畫更有趣的地方是：夏卡爾的手。他竟然有七根手指！夏卡爾難道有多指症？就算有多指症，一般也是多一指，為何他是如此不同？

多指症是最常見的手部畸形。最常出現的位置在大拇指旁邊，其次就是在第五指旁邊的地方。多指症如果只有皮膚跟皮下組織相連，可以及早在局部麻醉下手術切除。

但大多數的狀況並非如此單純。多出來的指頭可能和鄰近手指的關節或骨頭相連。開刀就不只是一刀兩斷，還要做一些韌帶或者關節的重建。如果沒處理好，將來會妨礙手指的生長，造成手部功能、外觀上的影響。

動這樣的手術要溝通的對象，不會是病人本身而是他的阿公阿嬤。

阿公阿嬤的觀念可能認為多一根手指表示多一點福氣，所以能留著最好，讓孩子的福氣能夠長長久久。殊不知這並非一個正確的認知，就心理層面來說，小朋友外觀明顯跟別人不同，很容易會成為被其他小朋友取笑的對象，所以愈早處理，就不致造成病童的二度傷害。

其實，夏卡爾多出來的兩隻手指，是他自己為了湊滿代表吉祥幸運的「lucky 7」而畫上去的！他並沒有多指症。夏卡爾的生日是七月六日，為了更加如意，他也將它改成七月七日。連後來的婚禮，他也選在七月。他對「七」這個數字如此鍾情，是因為猶太人認為「七」是代表一星期有七天，而第七天更是靜心參與宗教活動的神聖時刻。因此，燭臺有七個座，婚禮和傳統節日也都要慶祝七天。

多指，雖是先天性畸形，但治療並不是很複雜，重要的是把握治療的黃金時間，不要讓手指的小畸形造成將來功能的缺憾；更重要的是避免在患者的心頭上，烙印下自卑的畸形陰影。

# 普普藝術與用藥安全

藝術家或創作者在一般人的眼中，大多屬於特立獨行的一群。在近代的藝術家當中，美國戰後普普藝術中的安迪沃荷更是其中的翹楚。他的自畫像不只是畫出輪廓與人生閱歷，更加上一些後製作的特殊影像處理，鮮活地把他的個性還有與眾不同的想法表露無遺。

所謂的普普藝術，試圖表達的就是以大眾文化為具像主題，企圖逆轉美學是高不可攀的概念，而是普遍存在於生活的周圍。至於安迪沃荷創作的方式，常帶有一點爭議性。他有一幅家喻戶曉的作品，主題不是人物肖像、不是蒼茫大地，而是成堆的濃湯罐頭！這樣的創作當然引起很多評論家討論：這是藝術品嗎？

他本人對這幅畫的解釋則相當有趣。他説，濃湯帶來一種童年時期甜蜜的感覺，就好像媽媽將湯品熱好，孩子們津津有味地聚在一起喝湯，所呈現出的家庭溫馨；許多罐頭標籤就好像許多濃濃的溫暖註記；很多口味則代表人生的五味雜陳。

他另外知名的系列畫作，是將知名人物，如影星瑪麗蓮夢露或政治人物列寧、毛澤東等人的相片當作藍本，然後加上不同的顏色再用絹印方式複製，形成一種特殊風格跟改變，在當時也備受注意跟肯定。

他的一生多采多姿，無論是開始的廣告設計，到後來的繪畫、雜誌、電影、書籍等等，都有出人意表的創作。

安迪沃荷四十歲的時候，遭受瘋狂粉絲槍擊，雖然受到嚴重的創傷，還好保住性命。但是這次的就醫經驗在安迪沃荷的心理留下痛苦的印記，他也因此總是不到最後關頭，絕對不到醫院這個傷心地。這卻也埋下了他在五十九歲時，因為膽囊摘除手術而意外離開人世的伏筆。

他是因為反覆發作的腹部疼痛而被診斷出是膽結石併發急性膽囊炎。也因為過去不好的醫療經驗，拖延就醫的時機，讓膽囊發炎更加嚴重，導致膽囊破裂、腹膜炎。這樣的併發症即使是醫療進步的現在，手術本身就有很高的死亡率，更何況是在二、三十年前。

只是，安迪沃荷並非死於手術併發症，而是死於罕見的藥物過敏。因為嚴重的感染，醫師必需使用較強的抗生素。想不到竟然引發致命的過敏反應。

藥物過敏並不一定只是皮膚起疹子而已，也可能造成立即且致命的反應，幾分鐘之內，就可能產生休克、呼吸困難甚至死亡！這是因為藥物過敏可能引發氣管收縮，能吸入肺臟氣泡的空氣因而不足，病人當然會出現呼吸困難的致命危機。

而藥物過敏也可能影響循環系統，造成血管擴張以及血管滲透性增加，讓原本苗條有曲線的血管，突然之間身材走樣變成鬆垮垮的。全身血管擴大，血液就會囤積在這樣的另類空間，能回到心臟的血液不足，致命的休克就成了另一道索命牌。

盤尼西林類的抗生素、止痛藥、抗癲癇藥物、降尿酸藥物、顯影劑等等，是比較容易引起過敏反應的藥物。一般人若沒有必要，絕對不要隨意打針亂吃藥；如果要打針，最好打完針後仍停留在醫院裡面一陣子，確定沒有頭暈眼花而且呼吸順暢再回家，不要讓自己成為另一個安迪沃荷！

神經較大條的病人也許會說：不要那麼疑神疑鬼了，現在要打盤尼西林不是會先做皮膚試驗，如果局部紅腫明顯，醫師當然不會幫病人打這樣的藥物。不用這樣先「醫師」之憂而憂吧！

殊不知，不怕一萬只怕萬一，即使盤尼西林的皮膚試驗看起來正常，仍有可能產生致命的過敏反應。「小心為上」是醫療行為中顛撲不破的真理。

如果藥物過敏反應是以皮膚起疹子的方式呈現，病人也不要因為奇癢難耐或者外觀嚇人而心生怨懟，而把未吃完的整袋藥丟棄！正確的做法是再回到醫院，一方面治療皮膚過敏的症狀，一方面請醫師抓出可疑的元凶。「見可疑追查到底，遇問題立即反應」，也可以說是用藥安全的一大原則。再把引發過敏的藥名記下，隨身攜帶，隨時提醒醫師。

用藥安全，人人有責。畢竟安迪沃荷是用自己的生命，描繪了用藥安全的普普藝術！

# 蒙娜麗莎在笑什麼？

就在德國出動砲艇攻擊摩洛哥後幾個星期，羅浮宮裡的〈蒙娜麗莎的微笑〉突然不翼而飛！

這不是小說情節，這是發生在一九一一年的真實事件。

當時的德國報紙就煽火、調侃地說這絕對不是一樁單純的竊案，一定是法國政府為了轉移民眾對政府無能、無法保護摩洛哥這個殖民地的不滿，而自導自演的一齣戲。面對德國的張牙舞爪，法國政府不但無計可施又被奚落一頓，真有滿肚子的苦水。

蒙娜麗莎消失沒多久，法國警方就宣布破案。犯罪原因當然跟摩洛哥事件無關，是一位負責要在蒙娜麗莎畫作前安裝玻璃的約聘工人，一時愛國心起，想要像俠盜般把這幅畫歸還給理當擁有這幅畫的國家——義大利。他的理由是：這幅畫的畫家達文西是義大利人，法國政府是用不正當的手段強行留下這幅畫，「不義」之「畫」理當歸還！當然更重要的，他正好也是義大利人！

現在的羅浮宮為了保護這一幅曠世之作，動用到國安規格，除了來回巡視的優勢警力外，還在畫作框上防彈玻璃！玻璃框內則是抹上對藝術品最好的護膚保養品「恆溫、恆溼」，要讓〈蒙娜麗莎的微笑〉穿越時空繼續感動世人。

這抹微笑裡到底隱藏著什麼樣的魅力？深藏什麼樣的密碼？

第一個密碼「微笑」。畫作中的女主角有著鮮明的輪廓和優雅的姿態，這個謎樣的人物不是以宮廷花園當背景，卻似乎置身在荒野之中。這種神祕的感覺，有別於一般平鋪直敍式的畫法，不僅把主題襯托得非常立體，還帶著深遠意境，而嘴角略微上揚的那一抹微笑，更如煙霧般迷濛，令人迷惑。

畫作中的女主角，是佛羅倫斯貴族吉奧孔達的妻子麗莎，達文西總共花了四年的時間才完成這幅畫。在繪畫過程中，達文西動用了不少樂師，可能也講了不少笑話，才有辦法凍結那瞬間笑容！〈蒙娜麗莎的微笑〉和當時流行的畫風不同，不只著墨在顏面的光影線條，還一路由臉龐畫到肚子。於是有人就猜測，是不是達文西在暗示蒙娜麗莎懷孕了？這是個生命喜悅的笑容。這是第二個密碼。

更有人異想天開認為達文西之所以花這麼長的時間畫此肖像，還把這幅畫一直留在身邊，是因為蒙娜麗莎和他神似，所以這幅畫嚴格說來也可以說是他的自畫像。

另一個密碼則與醫療有關。仔細看來，蒙娜麗莎的上眼皮有一個稍微隆起的黃色斑塊。那是「黃色瘤」！會出現這樣的皮膚斑塊，有一部分的原因是因為膽固醇過高。如果蒙娜麗莎來醫院看診希望將她的眼皮修整一下，除去那小小的瑕疵，正確的做法不是馬上安排門診手術將此斑塊切除，而是請蒙娜麗莎到檢驗科抽血檢查膽固醇，當然高密度膽固醇和低密度膽固醇的量，最好也一併檢查。這樣除了可以看到總量以外，更可以掌握好壞膽固醇的比例。進而建議她是不是該把餐桌上的五花肉改成五穀飯、把坐著被畫的場景改成跑步快走。這樣我們看到的也許不只是微笑的蒙娜麗莎，還有流汗陽光的蒙娜麗莎。

還有一個密碼似乎可以稱之為靈異密碼！當我們的眼睛定焦在蒙娜麗莎的眼睛時，微笑看起來會比較清楚；如果我們雙眼直視她的嘴唇時，那一抹微笑會變成沒有那麼深邃。

這麼神奇的變化是怎麼產生的？這要從眼球的結構說起。當光線進入眼球以後，會抵達視網膜，而視網膜最敏感的地方叫做視中央。視中央的神經細胞叫做視錐細胞，它的功能可以分析色彩、線條等等；視網膜其他區域，還有視桿細胞，這類細胞對光線比較微弱之下產生出來的陰影結構比較敏感。

蒙娜麗莎的「微笑」有很大一部分是用陰影來呈現，所以當我們聚焦在蒙娜麗莎的嘴唇時，網膜中心點的視錐細胞就會忙著分析嘴唇的光影色彩，由於中心點沒有視桿細胞，嘴角陰影的解析就會比較差。反之，當我們凝視她的眼睛時，餘光中的視桿細胞反倒能發揮解讀陰影的功能，嘴角上揚效果也就有了加乘的效果。

一幅畫哪有這麼複雜？

對別人多展露出關心的微笑，應該比蒙娜麗莎的微不微笑來得重要。

# 莫內的「印象開刀」

在醫院中如何稱呼病患，非常重要。

有一位年僅三十多歲的女性病患向我提起，她在另外一家醫院開刀的痛苦經驗。那是一次甲狀腺功能亢進的切除手術，剛開完刀在恢復室時，神志原先有一點迷糊，但等到一聽到護理人員叫她「某某阿桑」時，卻一陣心悸，眼淚不斷湧出。倒不是傷口疼痛讓她流淚不止，而是自己才三十多歲，卻被冠上形容四、五十歲年紀的「阿桑」，怎不心痛！

「徐娘已老，風韻不存」這個錯誤印記，讓她即使是脖子的傷口早已完全癒合，但只要一想起這個手術，胸口依然會隱隱作痛。

因為她這樣的心痛，我們就提醒護理人員，成年女性小於五十歲的要稱為小姐；大於五十歲則尊稱為女士。絕對不要擅加「大娘」、「大嬸」、「阿婆」等等刺激字眼。

這種因稱呼而引起的風風雨雨，不只存在於醫院。

十九世紀末、二十世紀初期的時候，歐洲有一群畫家被擯斥於主流之外。山不轉路轉，他們就自己籌辦了一個展覽。在這次展出中有一幅畫，即是莫內的〈印象・日出〉。當時的藝評家認為這些畫作好像是只憑印象就草草畫成，一點都看不出古典藝術應有的嚴謹氛圍。這一群不怎麼被肯定的畫家就被統稱為「印象派」。

所以印象派這個稱呼不代表系出名門，不代表肯定，而是反諷式的冷嘲熱諷與貶斥。只是當年的主流藝評家看到今天印象派作品受到世人肯定時，不知道會不會悔不當初幫他們取了這個響亮的名稱。

印象派畫作和光影有著密切的關係。即使是同樣的背景、主題，但在不同的時間裡，由於陽光、陰影強弱各異，畫作主題的風貌神韻也會跟著不同。所以他們喜歡在不同的時間跑到戶外，捕捉那樣的變化。

莫內就是其中翹楚。他活到八十六歲，早年生活困頓，直到四十多歲後經濟狀況才改善。為了能就近捕捉光影，他就在巴黎近郊買了一塊地，蓋了房子、造了一個花園，花園上面有小湖，湖上還有小橋，再遍植蓮花。〈睡蓮〉系列於焉產生。

莫內大約在一九一二年的時候，開始出現罹患白內障的症狀。畫作上的顏色偏好、明亮對比和主題清晰度也跟著起了風起雲湧的改變。

也許有人會認為，這只是大師畫風的改變：意境從寫實變成寫意而已。殊不知，莫內罹病後不只畫風呈現「霧裡看花」，用色上也變成比較偏向黃紅系列，這正是因為白內障讓他的眼睛看不太到紫色、藍色。

當時，白內障也可以手術治療。莫內聽到開刀的建議，從一開始的不予考慮，到後來抵不過內心要繼續捕捉繽紛塵世的渴望。在一九二三年的時候開了第一次手術。

手術後的照顧，在當時要「絕對平躺」。平躺時不但不能用枕頭，兩側還要用沙袋固定不能亂動。這樣的酷刑持續好幾天，痛苦自然不在話下。結果視力竟然沒有什麼改善！再開第二次，也不理想，總共開了三次。「三顧右眼」卻改善有限的結果，當然讓莫內堅拒再開左眼。

當時開刀只是把熟透的水晶體拿掉，並沒有放進新的人工水晶體。失去水晶體的結果，莫內變成深度近視，必須戴一個高達上千度的鏡片。

這時，莫內可能真的要靠若干「印象」來作畫。

我們的水晶體，本來是像照相機的鏡頭一樣晶瑩剔透。只是人老難免會「珠」黃，水晶體裡面的物質會因為長久紫外線的影響而蒙塵變性，逐漸變黃、變硬、變混沌。

現代眼科醫師開白內障手術時，會先做局部麻醉，然後將水晶體的前房用超音波乳化，將之抽吸出來，再把所謂的後房水晶體（薄的人工水晶體）植入到已經抽吸完的水晶體裡面。手術後，因為病患已經有替代的人工水晶體，所以不像當年莫內手術完需要戴上厚重的眼鏡，也不需要鎮日約束，只要避免彎腰低頭和用力，大都能恢復得不錯。

九十年前，要治好白內障是如此困難；現在，同樣的手術只要十幾分鐘就可以撥雲見月。只是清明的雙眼看到整個大氣層，因為工業汙染、過度開發、氣候變遷而霧濛濛時，不禁會悲觀地想到：「誰能治療地球的白內障呢？」

# 野獸派與盲腸炎

對一般民眾而言，醫學似乎是一門很科技、生冷的行業，很難讓人聯想醫學也有其藝術的一面。其實醫學包含了很豐富的藝術成分在裡面，一個外科醫師的開刀技法，如果能夠熟練到「船過水無痕」；一個內科醫師的處方，如果能夠對症下藥，藥到病癒，這些何嘗不是一種藝術手法的呈現。

藝術史上，有許多知名的創作者，或多或少都被某些疾病所困擾，但他們卻不為這些疾病所帶來的苦痛，而扼殺了他們的創作力，反而因為身心的磨難，造就出光輝耀眼的藝術成就。像大家熟知的梵谷、莫內、雷諾瓦、羅特列克……

野獸派大師馬諦斯，也有過這樣一段生死交關的際遇，甚至因而改變了他的一生。

出生於法國的馬諦斯，家境小康，十八歲那年，他到巴黎攻讀法律，準備開業當律師，沒想到在他二十一歲那一年，生了一場病，這場病不僅改變馬諦斯的一生，也改寫了近代西洋藝術的發展。

到底是什麼樣可怕的疾病，讓馬諦斯放棄了法律，進而改變了一生的命運？那就是——盲腸炎。一八九〇年六月，馬諦斯因為盲腸炎而住院，就在療傷期間，他的母親買了顏料畫具送給他，原本只是想讓馬諦斯排遣病中的無聊，沒想到馬諦斯因此而迷上繪畫，最後欲罷不能，堅持走上藝術創作這一條路。

盲腸炎，正確的說法應該是闌尾炎。闌尾是位於盲腸下端一個突出像蚯蚓的構造。由於闌尾本身是一個中空的結構，長約十公分，管徑狹小，所以當食物殘渣卡在闌尾，或者是附近的淋巴腺腫大以後，壓迫到闌尾，就容易引起發炎。

目前醫學上對闌尾的功能並不清楚，也許只是一個演化過程中所殘存的器官，但從組織切片上，可以看見闌尾壁中含有豐富的淋巴組織，因此也有一種推論，或許闌尾擔負著若干免疫功能。

闌尾位於人體的右下腹部，一旦發炎時，疼痛會從上腹部、肚臍附近開始，經過幾個小時以後，疼痛才會轉移到右下腹，除了腹痛以外，同時可能併有食慾不振、噁心、嘔吐等症狀；闌尾炎的初期一般不會發燒，但若變成膿瘍或者穿孔，就會出現高燒或寒顫症狀。一般穿孔都發生在症狀出現後的二十四至三十六小時，但小孩或者是老年人，因為抵抗力較差，所以穿孔的問題有可能會較早併發。闌尾穿孔後的腹痛，可能會從原先局限在右下腹擴大範圍到整個腹部，但仍以右下腹的疼痛較為明顯。

以現今的眼光看來，闌尾炎似乎沒什麼大不了，但在十九世紀末，闌尾炎的診斷上，並不是那麼準確。在開刀技術、無菌環境以及術後用藥，都不是那麼好的情況下，闌尾一旦發炎，如果沒有馬上開刀處理，到最後會變成腹膜炎，甚至因全身性的敗血症而死亡。也難怪馬諦斯會發出宛如重生這樣的慨嘆：「本來已經準備告別人世，但我似乎又進入了第二次的生命。」這第二次的生命，卻成就了他色彩繽紛的一生。

站在馬諦斯的畫作前，濃烈的色彩，簡約的筆觸，傳達出對生命的熱情。馬諦斯終其一生，致力於藝術創作上；不管是在繪畫、雕刻、素描、版畫等等，皆展現其熱誠、奔放的藝術魅力與想像空間。晚年雖然臥病在床，仍是努力不輟地以剪紙創作，勾勒出對藝術生命的熱愛。

如果沒有生這一場病，近代的藝術史上，將失去一位以濃烈的色彩揮灑生命的藝術大師。

## 痛苦會過去，美麗永留存——笑傲風溼雷諾瓦

被稱為「幸福大師」的雷諾瓦，作品總給人一種明亮、輕盈、溫柔、愉悅的感覺，可說是一個快樂的畫家。世上最有名的畫作之一〈煎餅磨坊〉，曾在一九九〇年以當時藝術品拍賣史上第二高的金額成交，一位日本收藏家以七千八百一十萬美金，相當於新臺幣二十七億的天價買下其中一個版本。

煎餅磨坊是雷諾瓦最喜歡駐足的地方之一，在這巴黎庶民的社交派對中，人們悠然輕舞，輕鬆地交談著，光線穿透樹蔭，照射在人們身上，交織出靈動、歡愉的氣氛，既浪漫又自然。

有人說，法國印象派畫家中，莫內和西斯萊是「水的畫家」，塞尚和畢沙羅是「大地的畫家」，而雷諾瓦和竇加則是「人物風俗畫家」。雷諾瓦擅長謳歌生命的美好，筆下的人物與景物栩栩如生，讓人感受到和諧與溫暖。

雷諾瓦總是能生動描繪出舞會的喧譁和氣息，除了〈煎餅磨坊〉，他也曾受畫商委託，創作舞會系列的三幅畫作——〈鄉村之舞〉、〈城市之舞〉與〈布吉瓦之舞〉。〈鄉村之舞〉中那位臉頰豐腴、興高采烈的女子，就是他後來的妻子艾琳。

認識艾琳時，雷諾瓦已經三十九歲，艾琳才二十三歲。然而艾琳非常了解雷諾瓦，她曾說：「就像葡萄樹是為了釀成葡萄酒而生一般，雷諾瓦是為了畫畫才來到這個世界的。畫得好也罷，畫得不好也罷，他無法不畫畫。」

艾琳憑什麼這麼說呢？

我們都知道，雷諾瓦的作品量非常豐富，而每一件都如此賞心悅目，令人悠然神往。有些人或許會以為，他一生大概就如其作品般幸福與璀璨，但其實不然。事實上，他一生中受病痛折磨的時間很長。

三十九歲時，雷諾瓦出了一場車禍，跌斷了用來執畫筆的右手臂。然而他不以為挫折，反而練習用左手畫畫，對他來說，這開啟了另一個成長機會。

四十七歲時，他開始因類風溼性關節炎而關節疼痛、腫脹、僵硬，即使每天早上醒來，手部僵硬、不聽使喚，也沒有阻斷他對畫畫的熱情。

往後的日子，肩膀也漸漸僵硬變形，無法自如揮灑雙手；七十一歲時，膝蓋已無法支撐步履，坐在輪椅上的他，依然堅持創作。直到七十九歲去世前，雷諾瓦必須透過旁人的協助，手纏繃帶，插入畫筆而作畫。人們很難想像，這樣幸福、溫暖的畫風，竟是來自一個三十年來與風溼痛楚搏鬥的身體。

每當風溼發作、半夜痛醒時，他就會要家人給他畫具，在繪畫中轉移疼痛。但真的就不痛了嗎？他曾坦言，每畫一筆，就痛一下，然而他說：「就我而言，一幅畫必須是令人快樂、喜悅和美麗的，對，就是美麗！這世界已經有太多令人不悅的事，我們不需要再去製造更多。」雷諾瓦對美與愛的堅持毅力令人動容。

風溼是一種自體免疫疾病，原本應該用來對抗細菌、病毒、癌細胞等外來物質的免疫細胞發生病變，轉而攻擊自身細胞，最明顯的傷害就是關節，疾病持續發展會導致肢體畸形，全身器官也會受影響，包括造成乾燥症。

一百年前，醫療對於類風溼性關節炎愛莫能助，病人只能忍受痛苦。生於現代的我們，幸福多了，不但免疫醫學有許多重大突破，可以緩解疾病的惡化與痛苦，還可以欣賞這位「幸福大師」在風溼折磨中堅持留下的藝術作品。

在世人普遍認為的苦難中，雷諾瓦未曾選擇悲劇般的情節，反而讓我們看到了不同的可能。當年野獸派大師馬諦斯探望他時曾問：「這麼痛苦，為什麼要繼續創作？」他的回答，成為激勵後世無數受苦者的經典名言——「痛苦會過去，美麗會被留下。」（法文原文為 La douleur passe, la beauté reste.）

# 孟克吶喊為TB

若要從史上無數藝術創作品中，舉出一幅足以強烈表達內心驚恐、不安與掙扎的畫作，相信許多人會認為非〈吶喊〉莫屬。

紅橙黃綠交錯的雲彩，誇張地將天空渲染成一片血色，與海面上的巨大暗影形成強烈對比。在顫巍巍的橋上，他捂著雙耳，瞪大空洞的眼睛，驚聲尖叫直至面容與全身扭曲，近似骷髏與飄魂般的形體，讓主角的身分背景模糊難辨，卻強調出世界末日來臨般的張力，讓人打從心裡感受到震動。

儘管他的吶喊如此強烈，身後的人們卻從容自若，毫無干係，更突顯主角的孤獨與精神解離般的痛苦。或許你沒有看過〈吶喊〉真跡，卻可能看過各種KUSO的版本，這也說明了這幅畫的經典與傳神。

〈吶喊〉是挪威畫家愛德華·孟克的經典代表作之一，一如世人對這幅畫作的印象，孟克畢生的作品中，傳達出大量孤獨、壓抑與焦慮的訊息。這敏感而動盪的心靈，來自於童年與成長過程的命運多舛，也與一種疾病脫離不了關係。

孟克五歲時，母親就因病去世，對一個幼童來說，死亡印象或許未必深刻，但日後父親的變化，卻在他的成長過程蒙上一層層陰影。愛妻驟逝顯然劇烈打擊了父親，他成為一個精神狀態極不穩定的宗教狂熱者，給五個兄弟姊妹帶來許多恐懼印象。孟克的妹妹從小就被診斷出罹患精神疾病，他自己的童年鮮少感受到陽光照耀。

在孟克十四歲的青少年時期，親愛的姊姊不幸因病去世，爾後多年間，手足相繼離世，體弱多病的孟克也經常受病痛折磨。死亡與疾病，是他一生如影隨形的夢魘。

孟克的一生，都在回憶那些死亡的場景，姊姊在病榻上虛弱蒼白、奄奄一息，而至親痛苦沉重、難堪難捨的畫面，不斷重複出現在他的作品中。關於分離的焦慮、悲戚、掙扎與絕望，是孟克生命中永遠無法抹除的烙痕。

是什麼可怕的疾病奪去了孟克母親和姊姊的生命？答案是結核病（Tuberculosis，又稱ＴＢ）。這個即使在今日也不易診斷的疾病，在十

八、十九世紀，更對人們的健康造成極大威脅，孟克自己也曾染病而瀕臨死亡，雖然他幸運地從死神手中逃過一劫，卻解不開日後的心靈磨難。

現今全世界約有三分之一人口感染結核桿菌，其中有部分人會患結核病，並以未開發國家盛行率特別高。結核病主要經由飛沫傳染，除了造成肺部結核，還可能侵犯其他器官，臨床表現千變萬化，且進程緩慢，導致診斷不易。

一名中年男性患者因肚子痛來就醫，醫師在腹部X光中發現他的肚子聚積了大量空氣，顯示腸道有阻塞不通的情況；在大腸鏡下，更看到腸道黏膜表面滿布粗糙顆粒，有些部位甚至隆起呈腫瘤狀；電腦斷層影像中，明顯看見部分腸道沾黏與阻塞。最後經由外科手術並進行病理切片與細菌培養，揪出造成他腸阻塞的原兇，就是結核菌。

另一名患者因腹痛、血便上醫院求診，外科手術切除阻塞壞死的腸道，切下的組織粗糙硬化且有潰瘍情形，這也是結核病所造成的病徵，但這兩位患者的胸部X光卻完全正常。

臺灣許多長輩對俗稱肺癆的肺結核有印象，病人會胸痛、咳嗽、咳痰甚至咳血，但結核病不只是單一風貌的肺部感染，還可能侵犯淋巴結、腦膜、胸膜、腎臟、骨骼、皮膚、消化道與泌尿生殖道，一般來說，患者都曾出現發燒、疲倦、盜汗等現象。

肺外結核可能是在幼年時受到感染，但結核菌受免疫系統的局限而沒有發病，當身體狀況改變或再次外在感染時，細菌可能經由血液來到其他部位而造成全身性變化。

一旦感染、發病，想踢走TB，不是那麼容易的事情，見可疑追查到底，遇問題要立即反應。當確診罹患結核病，一定要遵從醫囑規律服藥，避免擴大感染力並產生抗藥性，以免造成無辜器官的吶喊。

# 醫療

# 探祕

# 我的疼痛會轉彎

林女士昨天晚上右肩不舒服的狀況，和之前五十肩發作時的疼痛似乎有些不同，除此之外，肚子隱約之間也有脹痛的情形。在吃了止痛藥和局部熱敷之後，這些症狀不但沒有消失反倒更加嚴重，甚至感覺有點發燒、倦怠和噁心。家人心急之下趕緊帶她到醫院。

急診醫師聽完症狀之後，心中已經有點譜，再問病人昨天晚餐吃了什麼？原來昨天是外甥大喜的日子，辦桌總鋪師的功力讓她把之前醫師告誡她：飲食要低油、低鹽、低甜、低熱量和高纖維的「四低一高」箴言忘得一乾二淨。東坡肉、炸田雞、烤乳豬的香味讓她食指大動，也把膽固醇過高的診斷暫時從她的記憶庫中移除。

回答完醫師的詢問，林女士雖然有些心虛但也不忘質疑一下醫師的診斷：「就算是吃油膩一點，腸胃不適應，那也應該只會肚子不舒服，為什麼會扯上肩膀？豐盛的晚餐應該和這些症狀沒什麼相關吧？」

急診醫師聞言之後，胸有成竹地拿起超音波探頭，在病患肥胖而且有些分量的肚皮上游走。一方面仔細地解釋這就是肝臟的影像，看起來有點脂肪肝；這就是變大、變厚的膽囊，而在膽囊的下方果不其然地找到了肆虐的結石蹤跡。這時候電腦上也顯示出剛才抽血檢查的結果，白血球的數值高達一萬六千，膽囊結石合併膽囊炎診斷於焉確立。

至於膽囊炎會造成肩膀痛的解釋，也在醫師從電腦上的醫學圖庫裡面調出一張張的圖片，秀出膽囊發炎會刺激橫膈膜，橫膈膜的感覺神經在上傳到大腦時會與肩膀共用若干線路，所以膽囊發炎會殃及無辜，右肩差點也成了代罪羔羊。

在了解整個疾病的來龍去脈之後，林女士和她的家人也同意了醫師的安排，接受腹腔鏡膽囊切除手術。手術是在上午十點多開始，透過幾個肚皮上的小傷口，一個鐘頭不到，結石就好像探囊取物般灰飛湮滅。當天下午三點，林女士不但疼痛不再，還可以下床走動。

傍晚時，開刀的醫師也來到病房，提醒病人雖然膽囊已經摘除，石頭工廠不會再製造膽結石，但並不代表可以繼續大吃大喝。不好的生活及飲食習慣，趁這次生病的提醒，就好像那割掉的膽囊一樣，讓它隨風而逝吧！

林女士的家人聽到醫師的這段話時，點頭稱是的樣子就好像醫師和他們是同一國的，代替他們說出心聲。病人經過這樣的折騰，也不敢再鐵齒。東坡肉、炸田雞、烤乳豬等等也確定會從她的飲食清單中消失。

# 豬公的毒口水

有一天門診來了一個病人，膝蓋包紮著厚厚的紗布，走路一拐一拐的，臉上的表情似乎訴說著痛苦、憤怒和悔不當初。一問之下，原來在四天前，他被所飼養的豬公咬了一口。

病人也不清楚是不是因為那天強豬公之所難，硬要牠工作個不停，以致懷恨在心，從後方偷襲，造成右側膝膕處有一個二公分大小的裂傷。病人看看傷口不是很大，就用優碘塗一塗，心想過幾天就沒事了。殊不知，傷口愈來愈腫，局部摸起來熱熱的，走路時疼痛加劇，才來就醫。

打開紗布，看到鋸齒狀傷口附近十公分的範圍均有明顯的紅腫熱痛，而腐爛的壞死組織更散發出陣陣惡臭。

這種深部壞死性感染傷口最重要的處理原則，不能只靠抗生素，還得盡速進行清創手術，將壞死潰爛的組織清除，以避免感染往上蔓延。心想，這一定得費一番口舌才能說服病人接受手術。可是出乎意料之外，病人不但一口答應，還說他心裡早就有此準備。

據他的推論，那隻豬公的口水一定很毒！會這麼毒的原因，是平常只要覺得豬公有生病的跡象，不管三七二十一，他就會用強力抗生素針劑來治療。幾年的時間打下來，豬公身上的細菌豈有不毒之理。

既然省下一番口舌，就盡快進行清創。手術中可以看到壞死感染的皮下組織，已經由膝膕往上蔓延至臀部下方。清創後，傷口雖然變大，但感染的情形在配合抗生素使用之下，反倒迅速獲得控制。

經過幾天的換藥，傷口復原明顯進步。到了可以出院時，病人反倒出現不安的神情，一問之下才知道，他覺得傷口還有一點腫，照以前醫治豬公的經驗，一定會再補上幾針抗生素，我們卻沒有繼續施打，他擔心傷口會不會變成「金包銀」？

這一次要解釋清楚可就不像上回那麼輕鬆！傷口有些腫，是因為膝蓋的活動還沒有完全恢復，血液和淋巴的回流沒有達到百分百，局部自然會有些水腫。這樣的腫不是肇因於細菌感染，不需使用抗生素。

聽完後，他看起來有些懂又有些茫然，於是安排抽血檢查，看到白血球數目正常，再加上我們苦口婆心的解釋，病人似乎才安心了些。

相信濫用抗生素的不會只有這位飼主，一般民眾雖然不會有被豬咬到的機會，但在大口咬下那富含抗生素的肉時，自己的肝臟負擔增加了，自然界抗藥性強的超級細菌也增加，我們是不是該為大魚大肉喊個暫停呢？

# 阿嬤的鼻子、阿公的腳

隨著社會演進，許多慢性疾病已一躍成為影響健康至深且鉅的主流疾病。糖尿病，就是這樣的一個例子。

七十多歲的王先生，平常只有老妻相伴。兩人聽力、視力和記憶力都不太好，碎碎唸時對方聽不到；看不順眼時想要興師問罪，但接了一通電話之後，卻怎麼也記不起來到底要吵什麼。夫妻相處到了波濤不起洶湧，雲淡風清的境界。

有一天阿嬤聞到家裡有一股臭味，正翻箱倒櫃、明察暗訪之際，忽然驚覺那是來自於老伴的腳！正要破口大罵「你到底有多久沒洗腳」時，矇矓間卻意識到老伴的腳腫脹得好像麵龜一般。趕緊聯絡遠在臺北的兒子，半強迫地將阿公押往醫院。

醫師說這是「糖尿病合併足部壞死性筋膜炎」，阿公的傷口是金包銀，如果爛掉的肉不快點開刀清掉，等到感染步步進逼，不但可能要截肢，甚至連性命都可能不保。

經過幾個星期的奮鬥，雖然阿公的腳趾頭少了兩根，足背也被折騰成深不可測的幽谷深淵，但是隨著感染的逐步得到控制，醫師拼湊出誤闖鬼門關前的失落環節。

原來阿公雖然早被診斷患有糖尿病，但因為沒有明顯的不舒服，所以降血糖藥物只有在記得時才意思意思吃它幾次，血糖的控制當然不理想。

那天剪腳趾甲是在朦朧中再加上一點觸覺完成的，趾甲旁邊似乎有點黏黏的液體，但是不痛，就沒有特別做什麼處理。兩、三天後，腳趾頭腫脹起來，由於傷口還是不會痛，阿公自然以不變應萬變，繼續處變不驚。如此又過了三天左右，紅腫愈演愈烈，已擴展至足背及足底，直到臭味洩底，才讓阿嬤的鼻子嗅出危險。

為什麼簡單的一個剪趾甲的動作會演變成如此驚心動魄？因為長期的糖尿病會影響神經系統，麻木、感覺遲鈍再加上視茫茫，一不小心容易傷及周圍的組織而不自知。人體警報系統的嚴重當機，更讓細菌大軍已兵臨城下而不自知！另外，血液中負責抵禦外侮的白血球、單核細胞等免疫神鬼戰士，也因血糖過高而意興闌珊火力大減，無法盡到保家衛國的責任。

局部血液循環不好，免疫系統又有缺陷，發炎感染自然一發不可收拾。

其實，孝順不是只有在節日時花錢買禮物；晨昏定省、噓寒問暖、提醒按時服藥之外，最好是幫罹患糖尿病、有著視網膜病變昏花老眼的阿爸阿母洗洗腳，剪剪趾甲，再塗上乳液，護手護腳兼護心，讓康乃馨也飄香在不是母親節的每個日子裡。

# 口水戰

如果不小心被狗咬傷，你會做底下哪一種報復行動？

一、踢他一腳。二、拿石頭丟牠。三、報警。四、以德報怨，餵牠一頓。

答案是：以上皆非！

如果你真的很生氣，可以考慮的方式是——反咬牠一口！

人類的口腔可比狗要來得骯髒許多！我們的口腔內有更多的細菌，包括球菌、桿菌、螺旋菌、嗜氧菌、厭氧菌等等族繁不及備載的細菌。所以咬牠一口後，牠傷口感染的機會遠大於我們。更何況我們有健保，可以處理傷口；而狗兒的社會福利不好，只好夾著尾巴落荒而逃。

當然，這是開玩笑的陳述。不過為何會被狗咬，人們也可能必須有所反省。野狗傷人多是偶發的新聞，被狗咬傷也多發生在朋友家中！我們自以為和狗主人稱兄道弟，自然也是那隻狗的半個主人，殊不知，這只是一廂情願的想法。狗兒正在狼吞虎嚥時，躡手躡腳逼近牠的我們，當然會被解讀成圖謀不軌想搶牠食物的敵人，於是齜牙咧嘴、狠咬一口也就成了正當的防衛。

所以要和狗兒表達善意時，也要把眼睛放亮，不要以君子之心度狗兒之腹。

也許有人會認為我們每天早晚都有刷牙，吃的東西也經過烹調，怎麼可能身為萬物之靈的我們，嘴巴竟然會比狗來得髒。這其中的道理，除了因為人類的下頷骨在懂得熟食之後，愈來愈往內縮，牙齒擠在一起導致牙縫容易藏汙納垢之外；我們的口水沒有狗來得多也是一個原因，因為口水也有清潔口腔的功能。

沒有口水，食物的色、香、味就會三缺一。食物和口水混合後，食物中的化學分子才會有機會和味蕾接觸。「滴滴香醇、意猶未盡」的廣告詞才有可能鮮活地描繪出我們在看到某些食物時，腦中自然會出現的綜合感受。

「口乾舌燥」在許多人的觀念中似乎就代表著「肝火旺」，好像一肚子的火就把口水給蒸發光了！其實口水的產生是由耳下腺、舌下腺和頷下腺等唾液腺所分泌的，和肝臟一點也扯不上關係。這些唾液腺在某些免疫疾病或者管道結石阻塞不通時，或者因為電療造成腺體萎縮時，會造成生產線部分停擺，以致口乾舌燥。另外，糖尿病的病人也可能因為水分排出的量較多，而產生口乾的情形。口乾舌燥的原因是如此之多，當然也就不能用一句「肝火太旺」就打發掉，而應仔細尋找發生的可能原因。

口水的作用是如此之大，我們應該好好利用它來「細嚼慢嚥」或「口吐蓮花」，而不要再浪費口水和精神在打什麼口水戰了吧！

# H7N9的另類受害者

母親節前夕，門診來了一個憂心忡忡的媽媽。雙手一攤，血跡斑斑！有龜裂造成的傷口，有奇癢難耐抓出來的傷痕，狠狠地訴說著母親的悲歌。

這位媽媽本來就有著「富貴手」的煩惱，這一陣子又擔心H7N9禽流感的疫情，於是勤泡漂白水，決心為家園建構起防疫的馬其諾防線。門口的把手、客廳、沙發、地板、扶手，無一漏擦。而擦拭的次數又和媒體報導的聳動程度成正比。當「人傳人只差一步」的標題出現時，家裡似乎比醫院的開刀房還乾淨。

一陣折騰下來，累得腰酸背痛不說，還被家人虧成：「一日擦三回，擦得病毒怕；疫情卻依舊，個案只一個。」但她誓死對抗病毒之心不滅。病毒未滅，何以家為！

只是嬌嫩的雙手經不起這樣的摧殘，在病毒投降前就先自動繳械。她抹盡各種藥膏未見功效後才來看診。我們除了開立止癢保溼的藥膏外，更告訴病人一定得中止漂白水計畫，不然她就會成為H7N9的另類受害者——「被H7N9嚇出皮膚潰爛的特殊個案」！

這位媽媽一方面不願意讓H7N9直接或間接占上風，一方面確實是兩手癢痛無法繼續泡製和擦拭；她的漂白水保護家園計畫，至此告一段落。當然雙手皮膚慢慢也就恢復原狀。

如果全面漂白不是最重要的居家防疫方式，那什麼才是？十年前的SARS就給了我們答案。

就在大陸、香港、越南、臺灣都相繼淪為重災區時，日本卻揮出防疫安打，政府提出及時資訊、衛教以及妥切的安排隔離病房，固然是重要因素；不過來自民間早已深入日本人DNA的衛生習慣，才是讓病毒無法肆虐的最大原因。勤洗手、生病戴口罩、做好環境清潔都是從小輸入的標準健康作業流程；洗完手或打噴嚏時也自然會從口袋裡拿出手帕，優雅地將病毒的傳播拒於千里之外。

許多人似乎會把隨身攜帶手帕當成小學時代揮不去的夢魘。殊不知，手帕的用途可大了！不但洗完手時可以高調地拿出來使用；打噴嚏、打哈欠、流口水時，更可以不著痕跡地擦去窘態。萬一遇到緊急狀況需要幫忙別人CPR，進行口對口人工呼吸時，蓋上手帕心裡一定會舒坦自在許多。碰到女朋友或者太座心情不好，適時遞上乾淨整齊的素色手帕，這種剛中帶柔的細膩呵護，鐵定會幫你在她心中刻下手帕王子的英雄印記。

當然如果能從手帕中變出一朵鮮花，那就是浪漫的極致了。

所以說，你的口袋中怎麼能少了那條手帕？

# 乳房依舊在，只是乳腺無

當一位現代女性是一件滿辛苦的事！

H7N9疫情爆發時，要安排家人的逃生路線：上下課、上下班絕對得遠離市場。

毒XX事件發生時，餐桌上當然不容許出現和「圓」有關的食物。

想要多了解，上網得到的論點反倒更加令人膽顫心驚，連臺灣的高尿毒症發生率都有專家認為是和「鄰苯二甲酸二甲酯」這個唸起來拗口、吃起來順口的添加物有關。正在懊惱是不是得將儲藏室裡所有的罐頭、粉絲、零嘴通通丟棄時，客廳的電視卻又傳來各地官員民代在小吃攤賣力吞食各式餐點又雙手比讚的畫面。

這樣的矛盾訊息弄得女性同胞們心浮氣躁，血壓上升。既然毒來毒去的問題一時沒法解決，還不如轉換時空環境，到美容院洗個頭。做完頭皮SPA，也許腦袋就smart一些，進而能擬出完美的應變計畫。

只是人算不如天算！美容院坐定後，順手拿起那厚厚一本，讀起來卻完全不傷腦筋的雜誌。翻著翻著，一陣心悸卻湧上心頭。那是一篇報導女星安吉莉娜裘莉為了能陪子女長大，勇敢割去雙乳的警世文章。想到自己的長輩也有人罹患乳癌，是不是也該效法裘莉，在癌細胞還沒有機會肆虐時，就揮慧劍斬雙乳，一勞永逸地解決乳癌夢魘？

聽到這樣的疑惑後，另一半就趕緊把他這些日子來對裘莉驚天一「切」的研究，好好地向老婆大人提出心得報告。

第一個要釐清的是：裘莉不是切除乳房，是切除乳腺！

乳腺是位居乳房內部，哺乳時會漲大的組織。乳房是皮膚加皮下組織加乳腺的綜合體。裘莉動的手術保留了乳房皮膚以及皮下組織，再使用填充物替代切除的乳腺，所以不會出現一般乳癌手術後殘缺的外觀。簡而言之，就是「乳房依舊在，只是乳腺無」。請不要太壯烈化她的行為。

再者，裘莉會下這麼大的決心，不是像妳一樣，有一位遠房的姑婆罹患乳癌。是因為她的媽媽和阿姨都是在中壯年時死於卵巢癌及乳癌，這樣的家族史讓人不寒而慄；而現代醫療也進步到可以揪出這個危險基因。所以有高危家族病史的人，透過這樣的檢驗可以換算出罹癌的機率，進而決定是否預防性地切除乳房。

妳的情形不同，只要定期做超音波或者乳房攝影以及自我檢查就可以。而如果妳要預防性切除乳房，那我是不是也要考慮切除攝護腺呢？因為攝護腺癌在老年人有較高的發生率。以此類推，那肝癌、肺癌、胃癌……又得如何呢？

算了算了，老婆大人，別再自尋煩惱，還是早點睡覺養生吧！

# 花枝阿嬤與燈籠阿公

我們常說「眼見為憑」，似乎凡事只要是親眼所見就能釐清來龍去脈，任何細節都難逃法眼。但醫學上早已證實絕非如此。

人類的眼睛就像臺灣的民眾一樣，色彩分歧相當嚴重，選擇性色盲或者只看到某種顏色的情形所在多見。如果國父當年專攻的是眼科，而且在《建國方略》中提出對治色盲的治國之道，不知道會不會減輕目前臺灣社會的症狀。

這種只看到我們想看的東西，而且重點式的影像擷取，本來就是人類的大腦在百萬年演化下灌入的救命程式。一天到晚處在生死關頭的原始人，哪來的閒功夫區分什麼琴棋書畫詩酒花——毫秒之間分別是敵是友，該逃或勝券在握才是生存之道。

一個有名的心理學實驗就是讓受試者觀看一場球賽，並且要求受試者專注於某些球員的表現；心理學家亦另外安排了身穿球衣的大猩猩在比賽中出現。但這突兀的畫面，大多的受試者竟然視而不見。而同樣發生在我們醫院門診的小插曲，更加見識了大腦視覺處理的自以為是。

現在醫院評鑑對病人辨識、病人安全非常重視，而且規定身分辨識的方式不能只靠一種方法，除了名字之外，還得加問出生年月日。但生日對這裡的老人家而言，不是不記得就是只記得農曆，雞同鴨講時所多見。您住哪裡？您幾歲？反倒是比較好的確認方式。

會這樣大費周章，一方面是名字雷同比例高，一方面是村裡又是以幾個大家族為主，同名同姓的大嬸所需要的藥物，可能從降血壓藥變成病毒干擾素，醫護當然得小心翼翼，避免大狴狴事件的發生。

相對於國內男女「菜市仔名」是志偉、志明、俊良、雅婷、怡君、淑芬等等；我們醫院所在地是臺灣老年人口最多的嘉義縣，菜市仔名當然也轉變成罔腰、罔市、招弟、來好、烏肉之類的鄉土名。

不過當我聽到門診護理人員溫柔地喊出「花枝阿嬤」時，還是覺得鄉下地方的人名真是無奇不有。可是一抬頭，只見阿嬤一臉不悅：「人家是一『枝花』，不是『花枝』！」護理人員尷尬地紅著臉趕緊向阿嬤賠不是。還好阿嬤也不是第一次被叫錯，頗能泰然處之。無獨有偶，另一天門診也來了個不高興的「燈籠阿公」，原來阿公的名字是「龍燈」。這都是大腦在自以為是的運作下，當場替病人改名。

細數諸多大猩猩事件，我們真的還能振振有詞地說「眼見為憑」嗎？

# 神的掛號單

「是神明叫我來看你的」，這是在我們這個鄉下地方，醫師們常會在門診聽到的話。

聽到這番誠懇說詞的醫師，一方面可能自我感覺良好，覺得怎麼連神明都會知道我是那麼認真的在醫療崗位付出！一方面也會覺得不可思議：和我同一科的醫師全臺灣有這麼多，神明怎麼去判定哪一位醫師比較好？難不成之前神明就會不時來到人間，一方面實地觀察，看看醫師是否有以病人為中心、不浪費健保資源、不重覆用藥，再調出衛生署和健保局的統計資料，把同一疾病治療成效和病人存活率等資料排序，如此一番詳實評鑑，神明的年度米其林三星醫療指南於焉出爐。等有信徒來電請示時，再隨手拈來，指引出一條明路。

這樣客觀的評比，相信即使是有三頭六臂的神明恐怕也無法完成。

那麼病人又是如何從神明的口中知道推薦名單？據考證約略有下列方式：

規模較大的地方廟宇會有兼職或全職的乩童，乩童在恍神之際會用毛筆寫下推薦天書。既然是天書筆跡自然不會太工整，如何在龍飛鳳舞中比對出是哪一位醫師的名字，恐怕又得大費周章，不過這也就不免加入主觀的選擇傾向了。

另外一種看似比較客觀的方式是「擲杯」（擲筊），心中默念幾位醫師的名字再分別請教神明。至於決定誰可以雀屏中選，可以是一次決定勝負，也可以是多次投擲，看看哪位醫師的神明應允率較高。只是過程如此複雜，候選名單多時恐怕還得動用電腦幫忙，阿公阿嬤在還沒看病之前，血壓就已經飆高不少。

這種特殊醫療需求，會不會引起諸神之間的不快，也是另一個值得關心的議題。保生大帝看到城隍爺時會不會質疑城隍爺醫療專業素養不夠，但是業績反倒比較好的謬誤；城隍爺會不會反嗆保生大帝，這只不過是選民服務，有那麼嚴重嗎？

這樣的情形，據考證，應該也不會發生。因為在中南部鄉下地區各個庄仔頭，都各有其守護神，所以這純粹是地方事務與中央無關，眾神仍會各司其職、相安無事。

一張掛號單可以引來這麼多的聯想，是因為鄉下真的就是鄉下，有其不同的風俗規矩；而這也告訴我們，醫療確實不適合「以臺北看天下」。

# 開刀選農曆七月，安啦！

時序進入農曆七月，這樣的場景在診間時有所見：「醫生啊，我嘛知影這症頭是毋好擱拖，參詳一下，是不是等好兄弟轉去了再開刀！」

醫師看著那已經腫脹流膿而且發出陣陣臭味的腳部傷口，真有時空錯置，不知今夕是何夕的慨嘆。但是為了能及早控制已經惡化的感染，就跟阿嬤提到去年就有一位阿公就是因為執意如此，結果在好兄弟還沒離開前，他自己就成了好兄弟了。

阿嬤一聽，心頭一震，才同意立刻進行清創手術。外科醫師把腐爛的皮膚以及皮下組織清除之後，再根據細菌培養的結果，給予適當的抗生素。一個星期的治療及換藥之後，阿嬤已經拄著拐杖回家拜好兄弟了。

臺灣每家醫院的手術量，在每年的農曆七月，都會有明顯的波動。開刀數目減少的比率是與醫院和都會區距離的遠近成正比。愈鄉下的醫院，愈近農曆七月，開刀房裡的醫師護士就更有時間討論今年如何普渡。外科醫師也比較不會催促病房趕快送下一檯刀的病人——因為根本沒有下一檯刀！

由於沒有趕著開刀的壓力，所以開刀房裡的氣氛也大大不同。每每擦肩而過的同事，竟然可以停下匆忙的腳步，聊上兩句。分秒必爭變成好整以暇。因為整體氛圍改變，就算是開一檯困難度較高的刀，手術能在談笑間讓強虜灰飛煙滅的可能性也較大。

看到這裡，如果正好身體微恙需要手術，那最佳的開刀時機不就是在農曆七月嗎？

答案確實如此！我們曾經比較過農曆七月的手術死亡率及併發症發生率，發現出乎一般人的想像，農曆七月確實適合開刀！不過這樣的資料可能不適用在都會區，因為愈往「臺北」，開刀房就愈不受農曆七月的影響。風雨中的寧靜，也就不容易顯現出來。

一次，鄉下醫院的外科醫師們把握這難得的清閒，聊起了中元節種種奇怪現象。一位醫師不解地說，現在由於新臺幣貶值，就有人擔心如果燒的金紙量和去年一樣，好兄弟會不會生氣？於是靈機一動，改燒美金金紙。殊不知，此舉可能讓好兄弟在地府違反外匯管制法，而吃上官司！

有人則對坊間不分青紅皂白，金銀紙雜燒的狀況感到憂慮，他說，燒金紙或燒銀紙有不同的適應症，亂燒一通的結果，深怕好兄弟會顏面無光。還有醫生對於燒金紙汙染大氣造成溫室效應，根本反對燒金紙。

最後，外科討論會決議：我愛鬼月的清閒，但我更在乎如何讓中元節撥亂反正。大夥兒，衛教去也。

# 七年之癢

婦人被送到急診，問她哪裡不舒服，她三緘其口不肯回答，這時只見她嘴角流出味道怪怪的白沫。她喝了什麼呢？答案是「通樂」！

正常人食道和胃黏膜呈現粉紅色，但當醫師將胃鏡伸入她的食道深部，看到的卻是一片黑色的焦土。而更讓人驚訝的是，病人是一位七十歲的祖母，竟用這樣不可挽回的方式，來表達內心的不滿、憤怒與憂鬱。

急診室容易遇到以各種不同方式自殘的病人，喝清潔劑自殺者以女性比例較高，原因不難理解，因為女性整理家務較容易取得。有些人以為自殺可以一了百了，但大錯特錯！

胃食道黏膜遭受無情灼傷與大肆破壞，嚴重者洗胃不夠，還得將食道與胃全部切除，再取一段大腸來做食道重建，復原過程相當辛苦，未來進食能力也會受影響，整個人憔悴消瘦。病人本來就心情不好，這下不但原先的問題沒解決，還引來更多更複雜的課題。

令人感嘆的是許多婦女自殺與婚姻或情感有關。兩人相愛時可以海誓山盟，愛得驚天動地不夠還要刺青明志，在身上烙下愛的圖騰與戀人之名；一旦分手反目，還得想辦法利用雷射清除。相處久了磨擦難免，放不下執著時就爭吵不休，爭執多了，情卻薄了，有人就用更激烈手段來控訴，問題因此解決了嗎？沒有。何苦！面對問題可以解決問題，自殘與相殘卻會製造更多困難。

當一個現代女性很辛苦，但急診室有時也會碰到令人髮指的狀況。悲傷哭泣的女性病人，掀開上衣，整個背部傷痕累累，大腿、小腿瘀青片片。她是家庭暴力的受害者！還有一回在菲律賓遇到一位女性病人，三十多歲就四肢癱瘓，因為打架時，她被先生從樓上往下摔！看到女性朋友被打成這樣，不禁讓人感嘆社會正義何在？

子曰：「愛之欲其生，恨之欲其死。既欲其生，又欲其死，是惑也！」人在追求情愛的過程都極富耐心，愛欲交織難割捨，想要永遠捧著這份幸福；一旦耐心已失，容不下問題，就用暴力對談，這是人性中可悲的缺點。

有人說，婚姻是昏了頭的人才會做的事，其實夫妻有緣在一起實不容易，值得用心珍惜。人與人相處，衝突與溝通是必經過程，需要彼此的諒解、包容，若能經營出共同的理念，一同成長更好。否則喜餅送得再高調，婚紗拍得再好，也是照吵不誤。

男女性合組家庭，平均有七年的穩定期，因為七年可以讓養育下一代的目的達到初步結果；當衝動歸於平淡，就容易見異思遷，產生所謂的七年之癢。如此紛紛擾擾，對下一代並不是好的身教。但可有止癢藥？或許可以學習志工們的精神，走出家門共同把視野看向社會、把目標看向遠方，把關愛的心從小家庭擴及社區、社會，乃至整個世界，夫妻攜手同心做好事，不但更有力量，還可以走得更遠更長久。

# 情人看招

我們如果從情人節各式表達愛意商品的熱賣程度，來判定一個社會的男女關係；那麼臺灣一定會是一個兩性和諧、琴瑟合鳴的模範社會。男女生之間所關心的也不只是西洋情人節，日本的白色情人節和七夕情人節，也都是必須費盡心思把空泛的「我愛妳」化為看得到、可量化的應節禮品。

君不見情人節時收到大束玫瑰花的女生，走起路來確實搖曳生風、昂首闊步。但是顯然一年只有三次的危機總動員，對男女關係的調和頻率上仍顯不足。許多女生常年掛在脖子上有點晶瑩剔透的不是永留傳、恒久遠的鑽石，而是昨夜夢魂中斷臉復沾袖的多少淚。

門診時我們也常碰到這樣的「梨花淚」女生，除了眼角上未乾的淚痕外，身上也有許多淤青或是腫痛的挫傷。在處理完傷口後有些會悻悻然離去，也有些在歷經多次身心煎熬後會要求開立診斷書，讓這一份份的歷史文件，未來也許有一天在派上用場時能還原一些真相。

門診就診的多半傷害沒有多大，有一些則直接從急診緊急就醫。皮開肉綻需要手術縫合者有之，鼻梁歪了需要開刀復位者有之，這些場景的背後多半與火上加油的幫兇——酒有關。原先就已經關係緊張再加上酒後亂了理性，一陣混亂之後，斑駁的血跡就成了見證家暴的殘酷事實。

根據統計，臺灣夫妻拳腳相向甚或兵戎相見的家庭暴力約占百分之十幾，這樣的數字所代表的不是說不到十對夫妻中就有一對，天天生活在戰爭的陰影中；而是確實有相當多的女性同胞在情人節時鐵定會暗自啜泣。

家庭暴力難道一定是女方受害嗎？根據以往的臨床經驗確實沒有在門診碰到過像電視廣告般被老婆打得鼻青臉腫的先生。這一方面可能是男人愛面子，即使被打，好漢打落牙也要和血呑，當然也不會就診更不會開立診斷書留下笑柄，但更大的原因應該是男女體力的不平等，好女確實很難與男鬥。

這樣的情形倒不是一成不變，前一陣子我們就遇到了這樣的一對夫妻。在一陣對打之後先生掛彩住院，太太在病榻旁陪伴照顧。這一對夫妻已經結褵數十年，阿公自小脾氣就不太好，動不動就會破口大罵甚至於拳腳相向，阿嬤在多年磨鍊之後，武功大進，閃躲之外還能伺機回擊，這一次阿公喝了些酒之後又和阿嬤大吵一頓，還拿起農具朝阿嬤身上招呼過去，阿嬤也不是省油的燈，抓住阿公酒後下盤不穩的弱點，奪下農具一陣回擊，幾個回合下來，阿嬤毫髮無傷，阿公則在臉上和手腳有多處裂傷，終於敗下陣來，送來急診。

何昔日之海誓山盟今直為此家庭暴力？當年的玫瑰花束會變成現在的玫瑰戰爭？天長地久畢竟不能只靠一年不到三次的灌溉耕耘！

# 大腸的心事

一位阿婆因為肚子非常腫脹疼痛，被送到醫院急診室，腹部X光檢查發現她的腸子裡全是空氣。阿婆以前肚子就不時會陣陣疼痛，時好時壞，後來情況愈來愈嚴重，影響了食欲，還伴隨嘔吐的情形，原因是阿婆罹患的是腸阻塞。

醫師先幫她從肛門灌一些顯影劑，做下消化道攝影，發現她的大腸長了個腫瘤，這就是導致腸子阻塞的禍首。

大腸癌初期不會腹痛，但當腫瘤大到阻塞腸道時，不只會使人痛不欲生，甚至會致命。後來阿婆的大腸被切掉了一大段。

醫護人員問她飲食習慣如何？家屬說：「老人家不吃青菜，不太吃飯，也不吃五穀雜糧，只喜歡吃肉。」

臺灣人有多喜歡吃肉？根據農委會統計，臺灣肉品消耗量不斷成長，二〇一五年，每人年平均吃下七十八點一公斤，這份統計包含了大人與小孩。兩千三百萬人，一年吃掉三億八千萬隻豬、牛、羊、雞、鴨、鵝，這還不包含進口肉品的數量。

早年人們只在逢年過節與重大慶典才殺雞宰羊，現在卻是餐餐無肉不歡，不只對身體造成很大的影響，飼養牲畜衍生的大量排泄物也造成環境負擔。

衛福部在二〇一七年五月再次撥快癌症時鐘，臺灣每五分六秒就有一人罹患癌症，其中大腸癌多年來穩居癌症發生率第一名寶座，甚至高居全球第一！排除遺傳等先天性因素，大腸癌與飲食習慣息息相關，肉食、高油脂、低纖維飲食，是致病的危險因子；多吃天然植物性食物，多喝水，多運動，規律作息才是預防保健之道。

處理完阿婆，急診室又來了一位阿公，是肛門出血。大部分的人可能會想，阿公是不是痔瘡出血？腸胃科醫師做大腸鏡檢查發現，阿公大腸黏膜有好幾處多出來的洞口，其中部分有出血情形。

這些腸壁周圍的小小空間，叫做「憩室」，成因與長期便祕有關，因排便不通暢，腸子壓力增加，使得腸壁比較弱的部位鼓出另一個空間。消化食物後的殘渣若卡在憩室，就有可能因摩擦而引起出血及發炎，造成憩室炎。

為何會便祕？現代人食物太精緻，膳食纖維攝取量不夠。膳食纖維不會被人體吸收，但可以促進腸子蠕動，幫助形成糞便，所以說，無用之用方為大用！除了不良飲食習慣，現在人生活繁忙，晚上晚睡，早上則趕著上班，不易養成規律的排便習慣，便祕問題自然嚴重，久而久之罹患大腸癌、大腸憩室炎的機會也增加。

農委會發現臺灣人肉愈吃愈多，飯愈吃愈少，鼓勵民眾多吃米飯，但米飯也有許多選擇。糙米的纖維含量是白米的九倍，維他命 $B_1$ 是白米的四倍，且升糖指數低，有助穩定血糖水平、對抗疲勞，是很健康的食物。

水果中的果膠、蒟蒻、愛玉富含的植物膠，也是膳食纖維的一種，對排便大有幫助。天然蔬食就是腸道最好的清道夫，與其吃進一肚子負擔再去買那一瓶幾十元的油切茶、機能茶，不如直接攝取粗食、全食物，既單純，又健康。

# 戒指緊箍咒

急診來了一位手指腫脹、疼痛難耐的少婦。她是在做家事時，不小心切到左手第四指。由於之前這樣的受傷經驗頗多，所以也不太在意，隨意塗上一點麻油後，就繼續準備菜餚。

沒想到這樣不起眼的傷口，在夜深人靜時卻讓她輾轉反側難以成眠，陣陣的抽痛連帶讓心臟也一起絞痛。趕緊吞下幾顆止痛藥後，好不容易才迷迷糊糊地睡了一會兒。只是清晨的一道曙光，讓她又再次痛徹心扉，驚見那曾被形容成捻花指的纖纖玉手，突兀地變成一根香腸！

滴血的不是傷口而是心頭！

看到這樣顏色發紫的手指，急診醫師立刻注意到，造成手指會如此腫脹的原因，除了傷口感染外，戒指更是幫兇。它讓血液有進無出！手指的動脈血管壓力較強，雖然組織水腫、雖然戒指從中阻擋，仍然盡力將血液送入指頭。

只是靜脈就沒有這麼夠力。組織腫脹就會讓靜脈回流減少；那橫亙在手指的戒指更像一座高牆，讓血液回流至此扼腕。血流有進無出的結果，手指的腫脹狀況也從麵龜變香腸，從軟趴趴的腫，變成有血脈怒張的脹！

立刻拆除這座高牆是搶救這根手指的第一要務。

被緊急照會來的不是搞破壞的工務人員，而是手外科專家。他先用局部麻醉，將戒指附近的痛覺繳械，再用鋼鉗喀擦一剪，戒指應聲而斷。雖然深如大峽谷的勒痕還深深地烙印在手指上，但是從壓下指甲、甲床又再度出現血色，手外科醫師也確信這隻手指一定會復原。不過這倒是他成為外科醫師以來，第一次只靠老虎鉗就完成搶救手指的特殊經驗。

雖然成功治療病人的感覺相當不錯，但想起老師們常提醒的「預防重於治療」，就想到如果能推動「戒掉戒指」，那不也是功德一件嗎？只是這樣的想法一提出，馬上受到一位女手外科醫師的攻擊。反對的理由不是捨不得那幾分或幾克拉的鑽石，而是捨不得那美麗的傳説！

戒指要戴在左手第四指是源自於古代醫學：「有一條經脈由左手第四指直達心臟。」在此戴上戒指，另一半的形象身影自然常在我心，如果他也是如此，那兩人不就可以時時心心相印。雖然現代醫學已經知道沒有這樣的通道，而十指連心也是因為指尖神經分布密度較高的關係，和「心」毫不相干。

只是沒有故事、沒有傳説，那愛情還會是清醒的嗎？

既然戒指拿不掉，那麼做家事時小心一些，或者請心心相印的另一半來做家事，恐怕就是最好的選項了。

# 牠是痛死的

過年期間，門診來了一個六十幾歲的病人，右手無名指紅腫一大截，上頭還有一個很深的傷口。問她發生什麼事了?答:「紅蟳啦!我已經把牠打昏了，結果要下鍋的時候，突然間『啪』!反過來咬我一口啊。」

原來是螃蟹的反撲。這樣的病人，在過年期間竟也不少見。另一名來求診的婦人，去年被螃蟹咬了一口，一年來手指關節疼痛如影隨形，因傷口癒合時間漫長，關節缺少活動，最後變成關節炎。

很多人把宰殺動物當成稀鬆平常的事情，將蟹螯牢牢綁緊，或棒打牠們到無力掙扎，再丟到熱鍋中蒸煮，本以為萬事妥當，沒想到牠竟拿命來跟人類拚了。

英國學者實驗發現，龍蝦、螃蟹及其他甲殼類動物，有精密的神經系統，不當宰殺或是活生生下鍋烹煮，牠們在死前會感受到極為強烈的疼痛。

人們愛吃生猛海鮮，許多人料理龍蝦，也是直接將活蝦丟下鍋。學者發現牠們的神經系統分散全身，只打頭是打不昏的，所以在熱鍋中牠們是痛苦到死亡的！現在歐洲已有國家立法，禁止把還沒死亡的動物直接丟到鍋裡烹煮，這是非常殘忍的事情。

那麼你會想，不吃螃蟹，改吃魚好了！門診常遇到被魚刺刺傷的病人，傷口紅腫熱痛消不了，只好上醫院拜託醫師幫忙揪出魚刺，仔細消毒，經過好長一段時間才癒合。那不吃海產，改吃雞？上門求診的病人裡，因宰殺雞隻而被啄傷的案例也不在少數。

動物的反撲不是只在垂死前，每當傳出禽流感、口蹄疫、狂牛症等疫情，人們就稍懷戒慎，減少肉食攝取，無奈這些動物也沒能因此逃過一劫，反而被大規模撲殺、焚燒，埋入地底。疫情消息一旦降溫，人們就把恐懼都拋在腦後。

畜牧業排放的溫室氣體，比全球交通運輸的總量還高，大魚大肉不但對身體是負擔，對動物、環境也傷害甚深。聯合國「跨政府氣候變遷小組」（IPCC）主席帕卓里博士（Dr. Pachauri）曾公開指出，遏止氣候變遷的方法就是不吃肉，並改成更環保的生活方式。

愈來愈多科學實驗證明，素食有益身體健康，現代人常見的慢性病、癌症，多與飲食相關。要促進身體健康，就要由生活習慣改變做起，而改變生活習慣，最重要就是要改變飲食。慢性疾病不是一天造成的，吃藥、打針、開刀都已是末端。醫學證實糖尿病只要改變飲食習慣，就可以大幅改善甚至逆轉，選用含豐富纖維質的天然食物，能延緩血糖的升高，也對許多癌症防治有所助益。

素食對身體、環境的好處顯而易見，然而許多人雖然明白，卻仍難以改變習慣。孟子說：「觀其眸子，人焉廋哉！」一個人的內心世界，從眼神就可以觀察得出來，或許我們應該多與動物的眼神接觸，感受彼此內心最直接的感受，當回歸到人性、動物靈性的層面，牠就不會只是市場架上的那一團肉而已。

# 狂牛症省思

國際間每隔幾年就會傳出狂牛症疫情，引發各國牛肉輸入與輸出的論戰。許多消費者對狂牛症一知半解，當有病例傳出就恐慌拒食，但轉個身，美食當前，還是大快朵頤再說。

人得到狂牛症會有多狂？答案不是會瘋狂，而是腦袋被掏空海綿化，整個人變得呆呆傻傻。

幾年前美國傳出狂牛症疫情，在電視上依然看到美國牛肉大胃王比賽。參賽者大膽狂吃，吃完問他們怕不怕？答：不怕！不吃白不吃，贏了又有獎金可領，何樂而不為？或許他們不知：雖然得病機會不大，但萬一染上，是無藥可醫！

有人會說：「煮十分熟就安全了。」錯了！它是一種變異性的蛋白質——普立昂蛋白，即使煮它個一百分熟也不會被破壞！

若致病元兇是細菌，尚可藉由煮熟來殺菌，狂牛症的可怕在於這種蛋白質會使腦中蛋白質隨之改變，漸漸使腦部結構空洞化，過程會出現走路不穩、語意不清、記憶衰退、抽搐等症狀，末期患者會精神障礙、嚴重癡呆、行動不能自主，多數在發病一年內死亡。更令人擔心的是，狂牛症的潛伏期很長，食用問題牛肉五到十年後才會發病。

人類感染狂牛症稱為庫賈氏症，在一九九六年首度得到英國官方的證實。屠宰商用同一組刀具切割牛肉不同部位，使得腦部的變異蛋白汙染了肉，被英國一位少女買走。原本身體健康的她，經過十年之後才發病，追蹤過程相當困難。

所以若有人以大口吃肉來宣稱他賣的牛肉安全無虞，還是不可輕信，因為即使發病也可能是在十年後。

醫學上早就發現在綿羊身上有這種「傳染性海綿樣腦病變」，之所以會變成人、牛的病變，原因就出在人類的口欲與貪心。

牛原是草食動物，人類為了增加生產效率，迫使牠們吃肉——在飼料中混和其他動物的肉骨粉，來源包含病死羊。長期食用這些受汙染的飼料，牛隻就生病了，而人類再吃牛，輾轉也受感染。想一想，人何辜？牛又何辜？

古人感嘆「君不君，臣不臣，父不父，子不子」，所以社會大亂；如今羊不羊，牛不牛，於是狂牛病出現在人身上，就會人不人了。

危害人類健康甚鉅的愛滋病，原本是存在猿猴身上的疾病，之所以跨越物種來到人身上，就是因為人類獵食野生動物肉，病毒像是發現新大陸般，在人身上找到盡情肆虐的好去處，演變出人類過去不曾遇到的疾病。而十多年前導致全球數百人死亡的新型傳染疾病SARS，也與人類嗜食山珍海味，侵犯野生動物的生活界線有關。

動物有動物的世界，人類有人類的軌跡，相安可以無事。其實人類的牙齒和腸道設計，都與草食動物更為接近，青菜、水果、五穀雜糧，就足以供應人類生存所需，且有益身體健康。病從口入，狂牛症的教訓，值得人類好好省思。

# 松果體鬧鐘

夜晚在急診室，各種意外事故與急症病人都有機會遇見，打殺造成的刀傷、槍傷，也大多在此時發生。話說三十多年前我在臺大擔任住院醫師時，夜間輪值急診處，不乏機會處理被砍傷的病人，有時包紮完一個又送來一個，川流不息。也曾遇到很「講義氣」的兄弟說：「醫生，快幫我包紮，我還沒打完，要回去跟他們拼輸贏！」

後來政府雷厲風行實施「一清專案」，大規模肅清黑幫分子，對急診室帶來明顯的影響——病人銳減，值班醫師在夜晚難得睡上一覺，印象特別深。

現代社會夜生活多元，夜貓族也變多了，不少人下了工作崗位還不回家，轉戰KTV、夜店，甚至再上餐廳續攤喝酒。隔天一早鬧鐘響了半天爬不起來，上班成了一條蟲。

大家從小就對唐朝詩人孟浩然的《春曉》朗朗上口——「春眠不覺曉，處處聞啼鳥，夜來風雨聲，花落知多少？」表示春天好眠，不覺已經天亮，還能處處聽見婉轉鳥叫，晚上又有風雨打落花兒……人的感官與自然脈動是相當貼近的。不過現在人們似乎可以改寫成：「春眠不覺曉，鬧鐘拚命叫，夢裡惆悵聲，壓力知多少？」

有人夜裡不睡，有人半夜睡不著，這現象不只在臺灣，許多現代化國家也是如此。人們受失眠所苦惱，能睡時不睡，工作時又想睡，生活作息亂七八糟，都會區尤其嚴重！

能住在臺灣鄉村實在有福報，在過去服務的嘉義鄉下，早上想多睡一會兒都不能，因為那裡有一種報時器——「雞鳴不已於風雨」，不論颱風下雨，只要清晨四、五點，公雞準時啼叫；若是耳朵不靈光，陽光也會直射過來，讓你感覺到天亮了，該起床了。

那種陽光的光覺刺激和雞啼的聲音提醒，就是最好的鬧鐘。

人的腦中也有一個鬧鐘，它是透過光線叫醒我們的。大腦的「松果體」，會根據所接收的光量來調節褪黑激素分泌量。夜間睡眠時會大量分泌，深夜達到高峰，讓人維持睡眠模式；當清晨曙光穿過眼皮來到眼睛，光線訊息傳到大腦松果體，褪黑激素會急速下降，讓我們知道要起來活動了。

如同開車前要暖車，早上起床曬曬太陽，可有助於清醒；夜晚睡時減少光線刺激，讓身體正常分泌褪黑激素，有助於睡個好覺。

松果體也與內分泌系統有複雜的合作關係。維持人類活動極為重要的腎上腺荷爾蒙，在早上八、九點時濃度最高，半夜達到最低點，與褪黑激素相反。

古人說：「一日之計在於晨」，這道理確實符合人體生理設計。若是睡到日上三竿才起床，荷爾蒙已在走下坡階段，勉強要它往上爬，這就叫「舉步維艱」、「事倍功半」！

所以奉勸各位，早睡早起，是配合生理律動最好的作息，對身體跟工作效率都是有幫助的。

# 腦袋裡的綿羊

那年夏天，接連豪大雨造成臺灣西部沿海地區大淹水，醫院派醫護人員前往受災居民的安置所，協助關心醫療與健康需求。來求診的病人，大多是泡水多日引起的皮膚疾病，或是打掃過程不慎被異物穿刺所造成的外傷，以及因藥物泡水而中斷用藥的慢性病患者。

這時安置所突然傳來一陣騷動，一位呼吸急促的女性病人倒在一旁，她感到昏天黑地、全身發麻，和一種極為強烈的窒息感。是不是什麼重大疾病突然發作？周圍的人都非常慌張！

醫師趕來觀察情況後，處理方式非常簡單：找來一個空紙袋，讓病人罩在口鼻處，引導她緩緩呼吸。過沒幾分鐘，病人的情況就緩和下來，恢復正常。

在急診室裡，也常遇到這類「換氣過度症候群」的年輕人，因呼吸急促、喘不過氣被送到醫院。不只呼吸困難，心跳加速和頭痛等症狀更讓病人有如世界末日來臨。

由於呼吸急促時，二氧化碳會從喘氣中過度流失，造成血液酸度不夠導致鹼中毒。體內酸鹼不平衡會使神經敏感，旁人輕輕觸碰，他的手會不自主地收縮，甚至整個人抽搐。也因器官血流量改變，會造成全身性症狀如暈眩、頭痛、視力模糊、四肢冰冷，甚至出現幻覺、腹脹與腹痛。

過度的壓力、焦慮、悲傷和恐懼，都可能誘發過度換氣，病人愈是吸不到空氣，就愈急著呼吸，情況反而更嚴重。治療方法就是勸他慢慢呼吸、穩定情緒，通常在幾分鐘內就能緩和。至於以紙袋罩在口鼻，為了避免套太緊造成窒息風險，最好是在有醫護人員的狀況下實施。

人們會產生憂鬱、恐慌症，和大腦對四周環境的敏銳感覺有關。假如以草原上的動物來比擬，人類比較像什麼動物？獅子？老虎？答案是：比較像綿羊。老祖先在草原、叢林裡工作、覓食、狩獵，必須要眼觀四面、耳聽八方，時時提高警覺，否則稍不注意，就會被毒蛇猛獸等吃掉，非常危險！

因此，不只外在衝擊會造成內心壓力，即使對外界漠不關心和參與，也可能會造成自己情緒上的憂慮。天天在家「英英美代子」，周邊一直沒有訊息傳入，大腦會感到懷疑，於是情緒中心自動放電，提醒我們：沒問題嗎？會不會忽略了生存危機？要不要緊張一點、注意一下？於是還沒真正發生的事情，便成了腦袋中不斷巡迴播映的懸疑劇場。

腦額葉是掌管情緒和欲望的重鎮，也是良善倫理的中心，讓人們能循規蹈矩、依序而行，但情緒、欲望並非單向而行，而是雙向、互相影響的。良好的人際關係、利他的行為，能讓人們快樂、幸福感提升，額葉的正面影響力提升，就不會輕易被外境所轉。

要避免憂鬱，走入社會做事，保持對人群的關心，是有其意義的。整天賦閒在家，加上過多不合適的訊息不斷從媒體傾洩而出，反而讓人不得清心，想不憂鬱也難。

# 永誌

# 初心

# 開刀房裡的沉思

九十多歲的阿嬤高高興興地出院了，原來動不動就導致昏倒的心臟病，在心臟外科醫師的巧手下，把狹窄變形的主動脈瓣膜經由開心手術換成新的組織瓣膜後，也就不藥而癒了。

這樣的場景在手術房裡可以說是屢見不鮮。開心手術器械、設備的進展固然是手術成功背後的重要因素，但更重要的原因是開心英雄們幾十年前的努力開創，才可能讓原先是外科醫師手術禁地的心臟手術走出悲情。

時間回到上個世紀中葉，一個人見人愛的小女孩因為喘不過氣和肺炎多次住院，當年還是年輕住院醫師的里拉海（C. Walton Lillehei）也多次照顧過這個小女生，看著她滿足的吃上一口冰淇淋，就可以忘記病魔的表情，更是讓里拉海心疼。經過了好幾年的折騰，小女孩無奈的離開了她所愛的親人和愛憐著她的醫護人員。

解剖檯上，里拉海拿著那顆有一個破洞的心臟，這個只需縫上幾針的小破洞，竟然就是造成這個人間悲劇的元凶。真的是無計可施嗎？他也因此走上了開創開心手術的歷史足跡，一顆破碎的心也因此挽救了多少瀕臨破碎的家庭。

孟子說：「天將降大任於斯人也，必先苦其心志，勞其筋骨，餓其體膚，空乏其身，行拂亂其所為，所以動心忍性，增益其所不能。」這樣的描述放在年輕醫師的養成過程似乎也滿合適的。

對許多醫師而言，這一番感觸和衝擊只是記憶深處的祕密花園，有著心酸、有著體悟、更有著一輩子少見的感性。可惜的是，在忙碌的醫療生涯和複雜的醫療生態影響下，這些體悟、這些不平也就成了過眼雲煙。

葛文德（Atul Gawande）醫師在《開刀房裡的沉思：一位外科醫師的精進》（*Better: A Surgeon's Notes on Performance*）這本書中提及，他看到美國外科醫師聚在一起時，多抱怨保險制度的不近人情，醫療環境的險峻，和動不動就收到律師的存證信函等滄桑。只是這些負面的東西聚集在一起並不會負負得正。是不是可以少一點抱怨，多花一點時間多和病人聊一聊？

他在哪裡工作？有幾個小孩？喜歡哪個球隊？家裡面的小狗幾歲了？這些歐巴桑問題除了會讓病人多一些信賴，提升治療效果外，更是可以把冰冷的盲腸炎變成膾炙人口的文學作品；可以讓理性的醫學殿堂變成庶民心情論壇。醫學當然也就不會那樣地不盡人情了。

# 醫院與菜市場

能在醫院裡面工作實在是一份莫大的福報。在力行專業技能的同時，又會見到人生百態，而這種人性櫥窗的多樣性似乎很像傳統市場。

買菜時，買半斤蔬菜會順便抓兩把蔥的人，到了檢驗科遞上驗尿的尿杯時，通常杯子也只會裝兩分滿。而豪氣干雲的大哥大姐們則會斟滿尿杯，因為擔心檢體不足會造成檢驗人員困擾的心情溢於「杯」表。

為了改善這種捧著尿杯從洗手間出來，到處找檢驗科還不時會滴出幾滴珍貴檢體的困境，我們醫院的門診檢驗科就在洗手間的旁邊，中間有小窗臺相連。取出的檢體只要放在窗臺上，檢驗人員一轉身就可以拿來進行化驗，少了一份尷尬，多了一點溫馨。

又為了減少病患一方面要拿著尿杯，一方面還得像情報人員般注意周遭有沒有熟識的親朋好友，以免他們把那份關懷用全醫院大廳都聽得到的音量，讓所有的人都知道「某人在驗尿」！這樣的窘態也在我們把尿杯等檢體盒，放在不透明的夾鍊袋內而有所改善。

買半斤菜順便抓兩把蔥的人通常不會空手而回地走出診間。如果安排他做抽血檢查，那他一定希望肝功能、腎功能、心肺功能也一起驗一驗。如果告訴他這個病症不需吃藥，那他會說，能不能順便帶一罐咳嗽藥水？總之，菜籃裡哪可以少那兩把蔥呢！

買菜喜歡挑三揀四，終於放到菜籃之後，探頭看看還是另外一把比較好，又重新更換的人，敍述病情時也會鉅細靡遺地從日治時代說起，絕不容許有掛一漏萬的情形發生，看完這位醫師後，也會再到其他醫院就診，然後好好評比一番。

察顏觀色、用心體察、仔細聆聽，這門課在醫學教育中沒有人教，但卻是如此地重要。不過要讓疾病無所遁形，也不能只靠醫師，病人也要負相當大的責任。哪裡不舒服、怎麼樣地不舒服、時間有多久、有沒有什麼誘發因素、最近有沒有到什麼特別的地方、有沒有什麼接觸史等等，都必須清楚地告訴醫師，更不可以隱瞞，否則失去及早診斷的契機，再回首可能已無健康身。

上市場買菜用便條紙記下重點以免漏買重要的東西，是許多家庭主婦熟知的方法。這用在看病似乎也不錯。有些病人在家裡已盤算清楚該怎麼敍述病情，但不知是什麼原因，走進診間看到醫師就忽然一片空白，走出診間後又懊惱漏說了某些症狀。建議適時使用便條紙，一定可以減少記憶裂痕的產生。

上醫院雖然不是逛百貨公司趕時髦，但共同營造一個有傳統市場的人情味，又有現代超商效率的人性櫥窗，似乎也是醫院經營過程中一個看似不錯的願景。

# 杜德偉在開刀房

開刀房是醫院中一個庭院深深深幾許的單位。許多人對它的刻板印象就是緊張的氣氛、慘白的燈光；和不時會傳出的急救電擊時，病人從病床彈起再重重跌回的另一種生命節奏聲；以及脾氣不好的外科醫師，不留情面地摔器械聲等等。

其實，這些都只是插曲，絕大多數的狀況，應該是在有點凝重又不是那麼凝重的氛圍中，外科團隊努力地想要用他們專精的技術，優雅地打敗病魔。哪裡要多切一點，哪裡要特別小心，因為重要的血管神經可能就隱身在腫瘤深處。

如果不幸傷到大血管時，「一陽指」要趕緊壓向何方？如何把握出血由噴泉轉為湧泉的短暫時機修補破網？更是每一位外科醫師不知道演練過幾次的救命絕技。

但是不管多有經驗，每一次碰到這種恐怖時刻，血壓上升、心跳加速、冷汗直流的，絕對不是病人而是外科醫師。下了刀之後，自己也深刻地了解到在外科的領域裡，真正能做到「大血管」崩於前而色不變，還真的有一大段修煉路要走。

為了緩和手術室內的肅殺之氣，播放能讓主刀醫師心情平靜的音樂，似乎也是提升醫療品質的妙藥良方。只是每個人的喜好不同，有些醫師偏好古典音樂，有些則非搖滾不可。於是，二號開刀房成了歌劇院，五號房的重金屬音樂也和敲打骨釘的金鐵交擊聲，渾然融為一體。

對於喜歡杜德偉的醫師，那樣的節奏似乎是喚醒開刀房所有同事、讓大家聚精會神的適當音樂。可是對躺在病床上還沒有麻醉，心情七上八下的阿嬤而言，杜德偉的「脫掉、脫掉」，絕對讓她不知所措、血壓飆高。

同樣的理由也可以用來說明當紅的周杰倫不適合出現在手術室，這種連一面看著歌詞也無法追趕得上的節奏，應該也會讓病人把「牛仔很忙」聽成「醫師太忙」、「驚嘆號」化成「休止符」吧？

那麼改聽深情款款，餘音繞梁三日不絕於耳的蔡琴如何？

話說有位穿著時髦、喜歡跳舞的現代女性，因車禍需要緊急手術。談笑自若的她在送進開刀房時，卻痛哭失聲。因為被送進手術室時，她聽到蔡琴的「最後一夜」。這首旋律優雅的華爾滋，讓她想起之前翩翩起舞的英姿，只是經過這番折騰，不要說是跳舞，會不會連走路也成問題？更擔心，今夜會不會因為手術有所閃失，成了她的最後一夜！

一首曲子竟讓開刀房平添許多愁。

那到底什麼音樂最適合開刀房呢？我想，應該是醫師一句無旋律卻勝有旋律的「真心關懷」吧！

# 醫師的型與潮

由於醫師是一個相當受人尊敬的行業（儘管目前有下滑的趨勢），所以表現於外的穿著相對地也就需要更加注意。如果一位醫師口嚼檳榔、足蹬木屐，那即便有再高超的醫術，想必病人也會逃之夭夭。為了這種「誠於中，形於外」，醫師在苦練醫術之餘，也應有適切的穿著，讓病人一眼可以讀出沉穩與信賴。

年輕的實習醫師在學生時代自由慣了，也把那個「潮」穿到醫院。在白袍之下，T恤、牛仔褲和球鞋是常見的裝扮。只是這樣的穿著，會讓人有東奔西跑、行色匆匆、穩重度不夠的感覺。

白袍之下的素色襯衫，搭配領帶和穿上皮鞋，才是醫界不變的「型」。

除了從服裝可以判定醫師的年資外，由許多搭配的物件也約略可以看出醫師的科別。內科醫師，尤其是胸腔內科和心臟內科醫師，習慣將聽診器掛在脖子上，走路時聽診器也跟著晃來晃去，好不威風。至於如何區分胸腔內科醫師與心臟內科醫師？則請小心觀察聽診器的形狀。由於心臟內科醫師需利用聽診器去分辨各種心臟雜音，因此大多使用較高檔的聽診器；此種聽診器的前端變化多端，不似一般聽診器的一鼓一碟那樣平淡無奇。

而X光科醫師和核醫科醫師由於工作中可能會接觸到放射線，所以原委會規定必需配帶特殊的感光記錄器；此種記錄器為方形，扁扁地配掛在胸前好像戴上勳章一般。耳鼻喉科醫師的特徵則是放在白袍口袋中的反光鏡，這種反光鏡是戴在醫師頭上用來照亮病患喉嚨深處；至於反光鏡的固定帶則變化多端，既有黑色傳統的穩重造型，也有鮮豔大膽原住民色彩濃厚的叛逆格式。

而各種醫師中，行頭最多最複雜的恐怕非神經科醫師莫屬了。此科醫師向來講求推理與抽絲剝繭，為了確切地診斷神經病灶的位置，他所攜帶的診斷箱就像百寶盒一般，包括用來敲打膝蓋看看有沒有反射動作的小槌子、偵測聽力有沒有問題的各種不同頻率的音叉、誘發壓覺痛覺的圓形針狀滾筒等等，甚至於連鹽巴、糖、茉莉花等用來測知味覺與嗅覺的特殊用品也一應俱全。只可惜現今在電腦斷層和核磁共振等精密影像儀器的盛行下，這種帶有點文化儀式的繁複神經學檢查也就變成空谷跫音，只迴盪在許多醫師與老病患的記憶中。

醫師從病人的打扮穿著，可以約略看出病患的社會背景，和是不是有可能因此會罹患某些特別疾病？

親愛的病患們，當你凝視你的醫師時，你又看到了什麼？

# 養「病」千日，用在一「生」

疾病帶來的悲歡離合，讓我們在淚水中看到人生的陰晴圓缺。

安寧病房裡，癌末的年輕母親藉著幫幼兒辦慶生會的場合，一方面表達對醫護人員的感恩，讓她原本被宣判只剩下三個月的生命延長到二年，能聽到兒子喊她一聲「媽媽」，所有治療的不適都有了答案；另一方面又跪在公婆的面前，請他們原諒媳婦無法繼續長侍左右，懇請公公婆婆及親友能好好照顧這個在二歲就失去媽媽疼愛的小孩。大家哭成一團，但卻不禁對母性的強韌以及每個人應當更加珍惜生命有了更深一層的體悟。

一篇篇這樣時而昂揚壯烈、時而淺吟低唱的樂章，譜成了醫院的生命交響曲。怪不得有那麼多的電視影集會選擇以醫院當做舞臺背景。

而在藝術創作上，若干創作者也在生病養病過程中，因緣際會，讓原本設定的生命航程發生翻天覆地的改變。一位非常陽光而且才華洋溢的現代樂者盧廣仲就是這樣的例子。在車禍造成右腳骨折行動不便的養病期，他不經意拿起表哥送的吉他把玩，想不到跳躍的音符一舉將他從心靈及形體桎梏中解放出來，創造了被公車輾過後的奇蹟人生。

野獸派大師馬諦斯則是在大一那一年生了一場當時的重病——闌尾炎。養病期間，媽媽送了一盒水彩讓他解憂，想不到從此棄法律而就藝術，更在藝壇大放異彩。而媽媽只能在悔不當初中，慢慢適應孩子所走出來的另外一片天地。

在住院期間發生驚天動地改變的經典個案，則是一位脾氣暴躁的老先生。這位老太爺平日稍有不順就對家人一陣大罵，甚至於拳腳相向。這次因為糖尿病合併足部感染住院，疼痛加上生活不便更讓火爆指數急速竄升。醫院志工師兄師姊一面對阿嬤好言相勸，自然也對阿公不斷地曉以大義。阿公的言語暴力雖然在大家的努力下收斂不少，但總是陰晴未定，低氣壓的陰霾成了阿嬤揮不去的陰影。

有一天，志工師姊突然發現阿公不但不亂發脾氣，竟然還會稱讚阿嬤。追根究柢，原來阿公在大夥的規勸之下，日有所思、夜有所夢，竟然夢見因為對阿嬤出言不遜，被觀世音菩薩打了一巴掌！而這一記「無影掌」對篤信神明的阿公發生了個性DNA重組的震盪，自此，一家人過著幸福美滿的日子。

由此得證，一段段改變生命的航程，不是只有在帶著行李箱去旅行時才會發生……

# 日出東方消昏暗——晨會滌塵

古人說：「一日之計在於晨」，但是對於見習、實習醫學生而言，卻是一日之「忌」在於晨。

每天在病房舉行的晨會，會檢討昨天入院病人的病況、診斷和治療方針。資淺的住院醫師或者實習醫師，成為烽火連天下之犧牲品的機會頗大。站在臺上，面對臺下諸多冷冽的眼神，本來倒背如流的敍述變成有理說不清的呢喃，條理分明的推理也變成剪不斷理還亂的柳暗花不明。就算是武功高強、成竹在胸的少年英雄，一旦在晨會上聽到大家慣用的英文縮寫，也會冷汗直冒，頓時迷航。「ER」代表急診室，「ICU」代表加護病房，勉強還在歐美電視影集中學過。骨科病房聽到的「UTO」，想來想去也只聯想到「UFO」——不明飛行物「飛碟」！怎麼會知道那代表的是治療退化性膝關節炎的術式之一的「高位脛骨切開術」（Upper Tibial Osteotomyawande）。

不如歸去又無法歸去，是這段見、實習期間揮不去的夢魘。

但也不是所有病房都是如此地慘無人性。有些資深住院醫師深知總醫師或某些主治醫師好「電」成性，會偷偷地傳授一些武林祕笈，也就是幾年旁聽下來後私下整理的不敗題庫。

如剖腹手術時若看到肝臟，就會被問到：「希臘神話中可連結到肝臟有再生能力的是哪一個故事？肝門包括哪些重要組織？肝臟大出血時，你的手要壓住哪個部位？」經過高人指點，當主治醫師聽到你不急不徐的道出答案時，先是夾雜著不解（嗯……這個學生怎麼這麼厲害）和失望（竟然沒「電」成），後來卻轉成肯定與鼓勵的眼神，師長逐漸把學習成長過程中發布的強烈寒流變成暖暖的冬陽，讓學醫之途的酷寒有了關懷的溫度。

不過這麼好的師長畢竟是可遇不可求的，「莊敬自強、處變不驚」才是生存之道。勤做功課，把病情的來龍去脈，病人的家庭狀況、社會地位、家族史以及過去曾發生過的疾病徹底了解，再熟讀相關教科書及文獻才是不二法門。

談到搜尋相關文獻，現在的見、實習醫學生，上網就可以一切搞定，確實可以節省許多時間和精力。只是那種從一開始在圖書館找不到這篇文章的「尋尋覓覓、冷冷清清、淒淒慘慘慼慼」到「驀然回首，那期刊卻在燈火闌珊處」的狂喜，也就無法像之前的學長一樣有那麼深刻的體會了。

最新的資料當然重要，不過經典轉折與發現也是寶藏。打開那本已然有些歲月的期刊合訂本時，撲鼻而來的陳年書香，除了對先輩們的研究與付出有了更鮮明的感受外；「風簷展書讀，古道照顏色」，好像也不再只是文學院學生的專利，醫學生在不知不覺中有了歷史餘溫的薰陶。

這樣的晨會在許多醫院已然成為傳統，過去如此，現在如此，未來想必也會如此。在有點壓力的要求下，醫學生才有辦法把書本上的學理變成治療病患的道理；把基礎醫學變成臨床醫療。只是在這樣肅穆的氛圍下，要把冰冷的醫學知識轉換成同理心和關懷情似乎不太容易。

但在我們醫院有一種晨會和上述病房晨會不大相同。證嚴法師每天在「志工早會」中，告訴我們許多動人的故事和目前已經不容易在一般媒體上看到的國際現況，也讓我們了解到大體老師的行誼。他們在生前是如此地投入人群，去世之後更願意化無用為大用。透過一片片肌肉、一條條血管和一張張走過的人生紀錄，把人文關懷的DNA頓時嵌入醫師的心中。透過這樣的洗禮，如沐春風取代了無地自容；自我鞭策取代了老師要求；宏觀的視野提醒過度的微觀偏失。

最後，附帶一提，如果你選擇要到外科實習，上述師長電力四射之解答如下：「希臘神祇普羅米修斯，因為得罪當道，被處以極刑。宙斯將祂鎖在高加索山的懸崖上，每天派一隻鷹去吃祂的肝。因為肝會再生，所以祂日日承受被惡鷹啄食肝臟的痛苦。如果你在這個酷刑現場，發現普羅米修斯的肝臟在被啄食的過程中大出血，就應該用手指壓迫肝門，那裡因為是肝動脈和門脈兩個大血管進入肝臟的地方，這樣祂就不至於休克死亡。」而因為猜對了這個問題，你這位醫學生的腦門充血，也瞬時獲得了一次大緩解。

# 驀然回首，病人卻在燈光闌珊處

一個星期二的清晨，手術室外面的走廊寂靜無聲，空無一人。開刀房內的口腔癌切除及重建手術則是已經馬拉松式的進行了二十多小時，醫師及護理人員正忙碌地準備將傷口仔細地縫合起來。經歷了這麼長的手術，主刀的醫師雖然眼神依然銳利，運針綁線仍舊一氣呵成；體力畢竟有些透支，倦容也在他有些年齡的背上暈染出一片「累」痕。手術室外看不到正在焦急等待的家屬的原因，是醫師早已告訴病患家屬，這會是一場持久戰，先請家屬在病房休息，等手術快結束時，再通知他們，這樣才不至於太累，因為術後的照顧才是真正辛苦的開始。

從早晨到黃昏再到清晨，手術室裡燈火通明，耀眼的不只是燈光，屏氣凝神的是愛心與耐力的聚焦。巨大顏面口腔腫瘤，切除之後又重建，許一個不只是希望的未來，更是生命尊嚴的重塑。眼神交會，器械傳遞，切割的是猙獰的惡性細胞；溫毯被單，輕聲細語，呢喃的是無限的溫柔關懷。

同樣一個星期二的早上，門診看到一位四十多歲的男性病人，舌頭上的腫塊及潰瘍讓他無法很清晰地表達出他的痛苦。

發現舌頭上有腫塊已經有半年多的時間了；一方面是工作忙，一方面是醫師都告訴他需要切片檢查，而街坊鄰居卻告訴他，千萬不可以開刀，只要一動刀腫瘤細胞就會擴散出去。所以他，選擇逃避。

在昂貴的退紅消火草藥的內服外用之下，腫瘤不但沒有縮小卻日漸增大，上面也出現像火山口般的潰瘍和斑駁的血跡，而脖子也跑出硬塊，這時才在太太的堅持之下來到門診。

在解釋完治療計畫時，只見病患面有難色地問道：「開完刀後我還能說話嗎？如果無法說話，我一定會被老闆辭退。可是我的小孩才三歲啊！」

如果時光能夠倒流，在腫瘤發現的初期就開始治療，這樣的目標是可以達到的，只是……再多的說明和鼓勵，似乎也揮不去那憔悴病人落寞的背影和無助的眼神。那天走出診間的步履，當然也就格外地蹣跚。

看完早上的門診沒多久就接到專師的通知，她說洗腎室有一位之前照顧過的病人正在急救。三步併兩步趕到洗腎室時，看到病人臉色鐵青，奄奄一息。在插上氣管內管及施行一陣子的體外心臟按摩後，病人的心跳終於恢復。心電圖檢查發現造成病患突然心跳停止的原因是冠狀動脈阻塞，於是在救心小組的幫忙下，病人在幾分鐘後就躺在心導管室裡面接受氣球擴張及支架手術。

就在心臟內科醫師正在為病患進行心導管手術的同時，我才驚覺臉色蒼白的不只是病人，病患結縭數十年的丈夫也是冷汗直冒，焦急之心溢於言表。由於病人罹患糖尿病多年，後來又併發腎臟病、心臟病和足部感染，也接受過截肢手術。這樣的緊急突發狀況之前也發生過好多次，病患的先生理論上應該已經慢慢學會接受這種無奈。可是這一對加起來年齡超過一百五十歲的夫妻，卻結結實實給我們上了一堂何謂海誓山盟的課。而這堂課在此時顯然也還沒到下課的時候。

過了大約一星期，病人心臟衰竭的狀況是穩定下來，但是在胸骨的地方卻產生出一個膿包。由於糖尿病病人的抵抗力較差，我們擔心感染可能會擴大，所以趕緊安排清創手術，手術發現感染的來源是急救時脆弱的胸骨斷裂再加上局部出血而誘發感染。這種傷口需要多次的清創。我們在術前也都和病患的先生說明手術進行的方式和清創的範圍。和預料中的情形一樣，他的焦急和不捨依然伴隨著每一次的手術和換藥。

看著他獨自費力地推著輪椅，苦口婆心的勸著老伴，一小口接著一小口地吃下準備的食物，我們不禁會問：「這麼多年了，您不累嗎？要不要我們幫忙？」他總是說：「我才知道她的脾氣，她只聽我的。累是有點累，但是只要可以握著她的手、看著她的臉，我就心滿意足！」

情深到來生，不再只是銀幕上的地老天荒；而是一幕幕病榻旁，不著一字盡得深情的不離不棄。

這樣的故事，在醫院內永不停息，刻畫在醫師和病人的臉上，更烙印在彼此的心中。

# 診間裡的風水

很多醫師是「搖頭族」。

原因是看診時電腦與病人分別位居他的左右方，兩者形成近一百多度的角度。醫師先是看著病人，聆聽病患訴說著他不舒服的狀況；接著再轉頭到電腦鍵盤端，將病情羅縷記存。有任何需要追根究柢的地方就再轉頭詢問病人，再在電子病歷上呈現病情轉折。這樣連續搖頭晃腦下來，看診結束走出診間，醫師的步履要不「飄飄然」也很困難。

也因為這種不合適的「風水」，讓醫病關係容易產生誤解。很多病人會覺得醫師看診時只是低著頭敲打電腦鍵盤，沒有用心聆聽更少有眼神交會。殊不知，此時醫師是一心二用，一方面得好好記錄病歷；一方面更要耳聽八方，各種病情細節絕對不能掛一漏萬。壓力之大絕對會讓醫師看完診時，有累癱了的感覺。

要改變這樣的「風水」不難：把電腦螢幕移到病人旁邊即可！這樣的位置讓醫師在敲鍵盤時，眼角餘光還可以看著病人。當病人欲言又止、眼眶含著淚水時，醫師也能感同身受，不會因為聚焦在電腦銀幕，讓醫師對病情的掌握成為「明見秋毫而不見輿薪」！病因可以掌握到分子生物的層次，但是對病人而言卻是：醫師為何你不懂我的心？

電腦螢幕的位置改成與病人同一陣線還有一個好處：增加家屬可以與醫師「眉目傳情」的機會！透過比手化腳打pass，站在病人後方的家屬就可以不動聲色地傳遞出那一份不好在病人面前明講，而希望醫師可以幫忙勸說的關懷。

有一位糖尿病病人，因為腳部傷口潰爛，被家人帶來醫院。傷口在幾次清創手術及家人認真地遵照醫囑幫忙換藥之後，有了明顯的進步。奇怪的是，血糖反倒比住院時還來得高！問他飲食是否定量、定時？降血糖藥物是否按時吃？答案卻都無懈可擊！

正百思不得其解時，看到站在病人後方的家人，不動聲色地拿起一罐瓶裝飲料看著我，先指著飲料，再用力地指著病人。這飆高失控的血糖，一下子有了答案！原來病人認為他傷口感染是因為火氣太大。冰鎮瓶裝茶飲一方面好喝，一方面又符合他「滅火去發炎」的治病DIY原則，所以喝得理直氣壯，喝得血糖飆高。

家人看到這樣的狀況，隱約之間也覺得不妥，但是病人脾氣不太好，想要說服他的結果可能會適得其反。聰明的家人於是放棄正面衝突，而在與醫師「比手畫腳」之後，病人的血糖當然也不再飆高。

診間裡的風水，是不是該「喬」一「喬」呢？

# 診間裡想不到的事

嘉義偏鄉有一戶人家，單親的父親和兩對雙胞胎女兒相依為命，但父親因糖尿病併發症而失明與截肢，自我照護相當困難，四個小學階段的女兒更是需要人關心。慈濟志工得知後前往訪視，邀約醫療團隊共同關懷，新陳代謝科醫師往診時，看了十分不捨，此後經常前去關心，還動員院內同仁及學生幫病家打掃。

醫護人員細心指導視障的他日常生活自我照護，但病人血糖控制並不理想，利用假日，醫師頻繁前去探望。有一次血糖飆高，醫師希望他儘快住院治療，但病人遲遲不肯答應，他憂愁地說：「我住院，四個小孩怎麼辦？」醫師爽快回答：「孩子住我家就好了。」

住院時，醫師果真把四個小孩接到宿舍，還把兩對雙胞胎分成兩組，一大帶一小，一組輪流陪爸爸，並帶她們到劍湖山世界玩。病人在出院時淚流滿面，感動不已，這份愛和關心，便是醫師立志從醫，不忘初衷的真誠表現。

另一個在雲林鄉下的獨居阿伯，年輕時因工作意外導致下半身癱瘓長期臥床，困在狹小的屋內，三十年來不曾跨出家門一步，腳部傷口也因血液循環不良而嚴重潰爛發炎。醫護人員和志工來到他家，細心醫治傷口外，也耐心與他互動，護理人員還教他吹陶笛，幫助他走出心靈囚籠。

阿伯回饋給醫護人員的是堅韌的生命力，因為一份真誠的關懷，彼此都擁抱了和煦陽光，更有了成長機會。

人們往往習慣用顯而易見的數據、指數來衡量醫療的成果，但有更多事情表面上看不見，卻能感受得到，能拂動人心，讓醫療有不一樣的溫度。醫療人文，就是要使看不見的東西被看見。

醫療的價值不只在於結果（out-come）面，過程（process）有更多值得思考與感動的事。醫療過程充滿了推理、想像空間，看似複雜，但最終還是要反璞歸真，回歸單純的核心價值——人性關懷。

有個夢想，埋藏在一位病人心中幾十年無法實現，究竟，她的夢想有多難？要走多遠？不是買一棟房子、中一次彩券，而是再平凡不過的一件事——坐一次火車。

她是一位五十多歲的魚鱗癬患者，因皮膚角質層很厚，隨時在脱屑，給人感覺不太乾淨，加上大家對疾病的誤解，害怕被她傳染而不敢靠近，於是她封閉在自己的小天地裡，與世隔絕。算一算，也有好幾十年沒出過門，父母往生後，她最常做的事情，就是獨自聽著收音機，看向窗外藍天。

幸好社區慈濟志工去關心她，經過長期陪伴，讓她心胸開闊。後來又陪她來醫院接受植皮手術，解決了她多年來因眼皮萎縮而「無法闔眼」的困擾。手術後，師姊們還集資幫她買了一頂假髮，讓她去參加親友的婚禮，也陪她坐火車，圓了多年的夢想。重拾自信的她，還穿上志工服，成為快樂的志工。

一個瑟縮在暗角幾十年的病人，因為一群人接納與關懷，對生命的定義從此改觀。在理性的醫療中加上感性的關懷，改變的絕對不是病灶，而是病人的一生。

那種善良、純真而動人的眼神，在醫病之間相互交換，能讓我們忘卻醫療中的挫折和困難，重新回過頭來聆聽內心最初的聲音。一如葉慈的詩：「當我停步在紅塵大街，或灰濛馬路上時，我聽見，內心深處，湖水依然迴盪。」

# 拾穗，不忘醫魂

「物理學是科學，天文學是文學」。一樣的天空，一樣的物理定律，可是因為在仰望天際時，「河漢清且淺，相去復幾許；盈盈一水間，脈脈不得語」的詩篇浮現在我們心頭。牛郎織女的故事也就讓恆星所代表的不只是核融合，萬有引力更不會是星際之間牽引的唯一力量。

「醫學是科學，醫療是文學」。一樣的疾病，一樣的手術；在親人的聲聲呼喚中，在醫療團隊日以繼夜的照顧下，更在曾經滄桑、人生閱歷豐富的師兄師姊開導下；痊癒或死亡的無情統計數字，會化身成為一篇篇感人的生命故事。

她的步伐雖然有點不穩，但這個不穩的步伐，標示出跨越了幾十年歲月鴻溝的辛酸與慶幸。無法邁開步伐，是因為她從小就罹患類風溼性關節炎，而造成肢體變形、行動不便，以及無時無刻的疼痛。

雲嘉鄉下早期醫療資源的不足，父親為了替女兒治病四處奔走，不幸誤信江湖郎中，抱著大筆「甘苦錢」換來的黑藥丸，卻挽不回女兒的健康，對治療也喪失了希望。花樣年華的她就逐漸被禁錮在僵硬的身體裡、在小小的臥室內！

洗臉刷牙勉強還可以自己來，要移動到家中其他角落，就得靠年邁的父親背著，這份沉重的負擔重重地壓在父親的身上，也壓在自己的心上。

透過師兄師姊的指引，我們在窮鄉僻壤的老平房裡找到了她。風溼免疫科醫師先給予藥物治療，疼痛與變形慢慢得到緩解；攣縮破壞的膝關節，在骨科醫師的巧手下，換上新關節得以四處走動，自己照顧自己，也就不再是個遙不可及的夢。同仁與志工的陪伴，更讓她常年的鬱悶一掃而空，從此環保站、醫院大廳有了她的身影，蹣跚的步履中透露出那不可拘束的靈魂和清新的未來。

臺灣這幾十年來的進步毫無疑問，尤其醫療健保的方便性舉世稱羨。但當社會向前邁步之際，某些疾病卻愈來愈多、對醫療認知偏差而延誤治療者大有人在，受困在陰暗角落而走不出家門的個案，依然存在……

世人熟悉的名畫〈拾穗〉，是法國畫家米勒最著名的作品之一，他深入刻劃農村婦女勞動的辛苦，如此平凡卻又如此偉大，令人動容。這質樸卻扎實的力量，正是源自於他徹底融入農村生活，瞭解農民的苦與甘，才能創作出如史詩般的巨作。

醫院的價值不能只用數據來衡量，醫療的核心價值是「關懷」，做為醫療人員，我們或許應該師法米勒精神，自問：有沒有跟這塊土地建立連結？能不能描繪出地方民眾的真實面向？是否實踐了醫療機構的使命感？

透過多媒體傳播以及社區衛教，我們與迷思及迷信對抗；透過往診，我們把醫療暖陽帶入暗角，讓弱勢的人們不孤單。醫療不應只局限在醫院內，當政府力推「長照」之餘，我們也要做到「常照」——常常照見這些社會責任、照見醫療的初發心。

描繪醫療未來的這幅畫作，絕對不只是建築的壯觀與數據的提升，而是從人文內涵產生的力量——擁抱蒼生。期許莫忘「醫魂」，當歲月從我們身邊不知不覺輕輕滑過，留下的不是皺紋、不是白髮等容顏的改變，而是生命融入生命，激起串串漣漪的深刻迴盪。

# 從手術室到勇闖金鐘——
# 一個整型外科醫師的奇幻旅程

從唐朝崔護與絳娘的悲歡離合，談哈姆立克急救法；從孔子的「君子遠庖廚」聯想三高防治；從宋朝官員烏紗帽上的那對小翅膀，談壓力與高血壓……這些過去在報章雜誌所發表的專欄文章，將古今中外的歷史典故用醫療人文與衛教知識穿針引線，都是希望用民眾聽得懂的語彙，在生動活潑中、在淺移默化裡，讓醫療不再是白色巨塔中遙不可及的冰冷詞句。

諸位也許會問，這樣的立意是許多醫界朋友的共同想法。但是只靠一些文章，離那樣的目標似乎還很遙遠。話是不錯，但如果有更多有志一同的人一起努力，醫病關係的改善，似乎可以看見另一種可能。

個人又因為在慈濟服務的關係，也開啟了與電視媒體合作的另一個可能。

「大愛醫生館」是一個帶狀節目，週一到週五每天播出十分鐘，從二〇〇一年開播至今已匆匆十六載，超過四千集。除了義務主持之外，內容準備也都自己來，換句話說也就是自編、自導、自演，個人色彩超級濃厚的另類 talk show。

這樣的節目怎麼可能如此長壽？難道沒有收視率的壓力？

一開始時，我是這樣想的：但寫真情與實境，管他埋沒與流傳。後來發現，民眾對醫療知識的需求，是遠超乎我們的想像。於是做著做著，十多年就這樣過了。

節目的烘焙可以這樣形容：走在遠離塵囂的街道上，精緻的糕餅店飄來陣陣麵包香，望著那剛出爐的麵包，它所代表的不是口味的迎合，而是營養的叮嚀和從烘焙的炭火中傳遞出的那份傳承和堅持。

《大愛醫生館》的目標就是成為那樣的一個小鋪子。嘗試著讓冰冷的醫學知識化身為營養可口的糕餅，原料就是醫院裡天天上演的生命故事。糕餅也許不是那麼甜、不是那麼鹹與油膩，但希望它是健康有勁、咬感十足、回味無窮。

更希望在藝術、文學、歷史與醫療的交會中，和大家一起溫馨的閱讀健康。

而這樣的節目竟然也能得到金鐘獎評審的青睞。六次入圍，並在二〇一四年得到教育文化主持人獎。

那次的評審意見是：有專業的獨特和豐富，無專業的生澀和傲岸；有主持人的親切和靈敏，無主持人的俚俗和自我表現。節目深入淺出，精短有趣。

更難能可貴的是，那一年同時入圍的有TVBS詹怡宜的《一步一腳印發現新臺灣》、公視蔡燦得的《幕後的一千零一夜故事》，以及公視曾寶儀的《公視藝文大道》。

從這樣的奇幻旅程中看到的是：醫療知識在民眾心目中的重要性，以及專業與媒體結合所能擴散的影響力。

當然，能坐在那些美麗有氣質的主播旁邊，真是賞心悅目。

【獲獎報導】

# 獲總統頒醫療獎 簡守信的醫者之路

姜贊裕／大林慈濟醫院

「莫聽穿林打葉聲，何妨吟嘯且徐行，竹杖芒鞋輕勝馬。誰怕！一簑煙雨任平生！」聽著大林慈濟醫院簡守信院長吟哦著最愛的詞句，浸潤在白袍的柔光中，想像著，簡院長若沒有走入行醫的道路，也許這個人間，會多出一位文學家！

## 心中常存人 懷抱寰宇蒼生

文學家的特質就是觀察入微，將細瑣或毫不相干的閒事，刻劃為豐富的情感、幻化為逸趣橫生的文字，讓人間憑添色彩！簡院長也有這樣的本領，不過，也幸好他沒有走入文學創作之路，才讓世間多出一位結合人文與醫療的醫學家。

簡院長不相信醫學只是冰冷的技術或儀器，從醫近三十年，就是秉持這樣的行醫初衷，放棄人人稱羨的臺大醫師光環，由沙烏地阿拉伯、花蓮，再到大林，一直守護在醫療資源缺乏的病人身旁。

也是這份堅持，讓簡院長義診的足跡遍及海內外各災區；除了親身參與臺灣歷次風災、震災，也先後赴菲律賓、印尼、巴基斯坦、越南、緬甸及大陸等地。他亦效法臺灣早年醫者足跡，號召醫護人員，除深入無醫部、村落定期義診，並推動「往診」服務，不但解決無力外出就醫貧病患者的困境，也追尋回歸淳樸有愛的醫病關係。

## 慧黠妙語談醫療 釐誤去迷傳正見

因著這份對病人的愛，簡守信也在二〇〇一年八月開始投入主持大愛電視臺談話性醫療節目《大愛醫生館》。節目中以醫療為本，巧妙的融入藝術、歷史與豐沛的人文情懷，讓看節目彷彿經歷一場豐盛的人文洗禮。透過節目，他從嘉義大林與世界搭起一座傳播健康的橋梁。

簡院長指出，民眾健康的觀念還有許多努力的空間，在醫院看到許多延誤送醫的個案，而電子媒介對醫療節目的忽略、賣藥電臺盛行所產生的嚴重誤導問題，都讓肩上的承擔更加重要。對於未來，他期待能透過高科技，把人體更精準、立體地讓觀眾了解到其中的奧妙，更能分享許多溫馨的醫病故事，讓醫病之間無障礙。

就是這一份疼惜病人的心，讓簡守信獲得今年（二〇一〇）醫師公會聯合會「醫療典範獎」的殊榮，並接受總統親自頒獎。

對於獲獎，沒有太多的激動；簡院長指出，如果他的獲獎是肯定，他希望年輕的醫師要走出去！他說，他的成長、學習都是在臺北，如果沒有走出臺北，他只是眾多醫師中的一員而已，但因為走出來看到更多、感受更多，在國外義診時，彼此不認識、不能溝通，病人看到醫師時卻會流淚、忍不住擁抱，這才是真正醫療關係的本源，也才真正能夠觸動醫師的心弦，時時反省醫療的本質。他強調，要珍惜醫師能夠幫助人的特性，每個人多做一點，世界會因你而改變。

引用美國詩人弗洛斯特的〈未走之路〉的詩句，「走到森林深處，眼前有兩條路，一條人聲喧譁，一條人跡罕至。我選擇人跡罕至的路，結果是如此不同。」簡院長期盼醫界新血，讓醫療回歸人文，走過專業迷思迎向醫療的文藝復興！使醫者之刀，刀鋒常帶感情！

【附錄】

# 信念深 心中有節奏——簡守信的時間觀

撰文／何姿儀

用心看世界、步步踏實做該做的事，
自然能堆疊實力；
人生總有抉擇，培養不隨風起舞的穩定，
時間就能發揮更大效用。

週二上午，接連主持完兩場晨間會議，臺中慈濟醫院院長簡守信脫下白袍，換上一身西裝，走向大愛電視臺中部地方中心攝影棚，變身為《大愛醫生館》節目主持人。

雖然醫療是本行，但他的主持功力並非等閒，入圍過六次金鐘獎，更罕見地銜著醫師背景榮獲金鐘獎教育文化節目主持人獎。

錄製節目十七年來，他親自製作的簡報裡向來沒有贅字，動畫、影片也是簡短有力，就連錄影前和工作人員的討論也甚少，更別說反覆彩排。

錄影中，副控室透過耳機傳來的聲音不多，只有每段節目開始和結束前的讀秒，和每一分鐘過去的倒數數字。

鏡頭前，簡守信談古說今，短短十分鐘，引領觀眾從中西歷史照見文明病相，從大師名畫窺探人體奧祕；時而駕馭3D動畫，時而賞析古典藝術。素材雖非鮮明吸睛的影片，卻剛柔並濟，節奏有致，跨時空、跨領域，穿梭無礙。

「十、九、八、七……」耳機再次傳來讀秒音，每一集的結語「感謝您的收看，再會」，他總掐在最後一個秒數——「一」。

精準的時間設計，並非都是湊巧，而是發揮到淋漓盡致的剛剛好。

## 自我要求，推己及人

凡事愈準確到位，愈能減少彼此消耗。簡守信不僅不浪費自己的時間，也不願別人的時間因他而耽擱，高度自我要求下，《大愛醫生館》後製幾乎一刀不剪，如實呈現。

錄影時間控管的準度，也反映在簡守信的日常當中。身為醫院的最高經營管理者，擁有影響許多人時間的權力，他對此很謹慎。出席活動、主持會議，向來不遲到、不拖泥帶水，自然而然影響同仁不散漫。

「魯迅曾說，『浪費別人的時間是謀財害命，浪費自己的時間是慢性自殺。』時間管理要有推己及人觀，不能不在乎別人的感受，浪費他人時間。當時間管理內化成習慣，凡事自我要求，自然不需被催促，而能帶動出正向積極的行為。」

任何機構管理，都需要開源節流，要成本控管、提升效率，時間更是不可忽視的資源。他主持的會鮮少超過一個小時，靠的是提前掌握議題、與關鍵單位琢磨議事重點，事先下功夫，會議中方能快速引領團隊聚焦問題。「若機構裡多數人有時間觀念，效率就會好，推動事務的力道也會比較強。」

簡守信談及，時間觀念是人類文明演進的產物，並非從遠古混沌時期就有一天二十四小時；古人以日晷做為計時器，一個時辰也是相當於現今的兩個小時。

「農業時代，等待很重要，人們從事著約略重複的行為，對時間不必太錙銖必較；但人類活動日益複雜，隨著工業發展，愈來愈要求精準，而有時、分、秒的演進。」

生於現代社會，要拋開時間影響幾乎不可能，簡守信認為，就應讓影響力是正面的。「要以游刃有餘的態度來對治時間的壓迫感，料敵機先，而非兵臨城下的最後一刻才做出反應。」

## 零存整付，以息養息

許多人好奇，簡守信如何在繁忙的醫療、行政事務之外，長年主持帶狀節目、親自準備各種演講、分享，還頻繁現身海內外大大小小慈善、醫療、社區和人文活動？

「時間要用在刀口上，去蕪存菁。現代人說分秒必爭，實際卻在許多事情浪費時間——無時無刻滑手機、無謂地聊八卦、吃大餐、應酬社交、遍覽名勝……這些動能交相纏繞，形成讓人不能自拔的漩渦。吞噬時間的黑洞，多半是自己造成的。」

現代人理財有「零存整付」的觀念，簡守信認為，時間管理亦然，畸零時間也大有妙用。「生活繁忙，但總有轉換的片刻，一天省下十次五分鐘，就多出將近一小時，可以感受古往今來的文字魅力、藝術家的創作火花，讓貧瘠的生活多出許多正面能量。」

舉《大愛醫生館》為例，每週五集，每一集從構思到產出都不假他人之手，螢幕前他能旁徵博引、行雲流水，恰恰來自長年的臨床經驗堆疊，和隨時隨地的閱讀、整理，甚至天馬行空地發呆隨想。與人間世事愈多關心互動，愈能了解民眾心之所向，和未被滿足的需求。

倘若過去要花一百單位的時間來準備，隨著經驗累積，漸漸只需八十單位，空出來的二十用來投入同一件事，將來也許只需六十四單位就能完成，於是多出來的三十六，讓人更游刃有餘，又是前進的推力。

「時間愈用愈多；時間的累積，讓人愈能運用時間。多一分投入，就多產生一分利息，而這些利息，來自原先腳踏實地的付出。」

現代人心充斥不安全感，容易聞風起舞，釐不清自己真正的目標。

「用心看世界、步步踏實做該做的事，自然能堆疊實力，培養自信；人生中總有抉擇，培養不隨風起舞的穩定，時間就能發揮更大效用。」

**張馳有度，利他最樂**

人生時間很公平，一天同樣二十四小時，但對不同處境的人來說，意義不同。長年穿梭在醫院病房、往診案家和海內外災區，簡守信接觸過無數受災受苦者焦急的眼神。「受災者度日如年，有能力去幫忙時，就要撥快時鐘，苦災民之所苦，急災民之所急，站在對方的角度多做一點事情。」

救災刻不容緩，然而助人者也要避免因時間快轉而失速。急與緩、快與慢之間如何拿捏？

「站在對方立場設想，才能體會災民所需；站在大格局思考，才能提升解決問題的能力。微觀、巨觀，近觀、宏觀，交相配合，節奏自然會出來。否則雖有熱情，三秒鐘就燃燒殆盡，有何意義？」

浸淫在某個境界不難，但培養宏觀思維，就需要平時善用時間，關心社會時事、理解人情世故、跨越思考疆界的探索和關懷。

雖說人生有時，但兢兢業業徹底耗用每一秒，卻違反生物學人體設計。簡守信說明，交感神經讓人體興奮、緊繃，有精神應戰，但過度亢奮會導致心悸、發抖、情緒緊張，產生許多症狀，需要副交感神經來穩定調節、鬆弛身體。

「舉重前須先蹲低，才能舉起沉重的槓鈴；馬拉松選手也非一路奔馳到底，事前要養精蓄銳，過程要調控速度。若沒有蹲，只有衝刺，如何舉起時間的重擔？時間管理也要有節奏觀。」

電影《地心引力》（*Grarity*）描寫太空任務的意外事故，讓簡守信印象深刻之處，莫過於配樂在驚心動魄的節奏後，戛然止靜。「無聲勝有聲，力道是非常強烈的！生命有潮汐，時間也有節奏，人生中片刻的靜，可以成就鬧中的安寧與效率。」

因此，他不但不主張為忙碌而犧牲睡眠，還鼓勵同仁看電影、閱讀、欣賞藝術，甚至發呆，在緊湊的節奏中得到短暫舒緩、沉潛，回復續航力。

曾子「吾日三省吾身」，簡守信有感現代人與自己對話的時間愈來愈少，庸庸碌碌追求一時滿足，卻感到虛無飄渺、分崩離析。「人生最終要面對的是自己，坦然自若最重要，要自我審視，反求諸己；無意義、損人利己的事情則不要去做。」

不僅做到心安理得，簡守信更強調，人生要快樂、法喜充滿，就要利他。「人類是社群動物，利他是非常重要的行為基因。強取豪奪、傷人利己，最終會成為心頭上的陰影，難以得到真正的快樂。利他最終會利己，理解生物機轉，民胞物與就不是口號，而是能夠長期、合理做到的事。

## 簡守信院長的時間觀

時間的推己及人觀　將心比心，自我要求

時間的經濟學觀　開源節流，零存整付，成本管控

時間的利息觀　付出一分用心踏實，得一分從容餘裕

時間的節奏觀　急中有緩，適當留白，效能更好

國家圖書館出版品預行編目資料

來醫生館聽故事 / 簡守信著 -- 初版. --
臺北市：經典雜誌, 慈濟傳播人文志業基金會, 2018.10
面； 公分

ISBN 978-986-96609-7-6(平裝)
1.簡守信 2.大愛醫生館 3.文集 4.醫學 5.文史 6.藝術

410.7 107016917

# 來醫生館聽故事

作　　者／簡守信
編輯協力／何姿儀
發 行 人／王端正
總 編 輯／王志宏
叢書主編／蔡文村
叢書編輯／何祺婷
美術指導／邱宇陞
美術編輯／黃昭寧
校對志工／何瑞昭
內頁排版／極翔企業有限公司
出 版 者／經典雜誌
財團法人慈濟傳播人文志業基金會
地　　址／台北市北投區立德路二號
電　　話／02-2898-9991
劃撥帳號／19924552
戶　　名／經典雜誌
製版印刷／禹利電子分色有限公司
經 銷 商／聯合發行股份有限公司
地　　址／新北市新店區寶橋路235巷6弄6號2樓
電　　話／02-2917-8022
出版日期／2018年10月初版
2018年10月初版三刷
定　　價／新台幣360元


ISBN 978-986-96609-7-6(平裝)
Printed in Taiwan

[經典]
HUMANITY
[人文]